DIABETISCHE DIÄT NACH 60

Von

DR. MARY MATTSON

Copyright © 2024 von Dr. Mary Mattson

Alle Rechte vorbehalten. Kein Teil dieser Veröffentlichung darf ohne vorherige schriftliche Genehmigung des Herausgebers in irgendeiner Form oder mit irgendwelchen Mitteln, einschließlich Fotokopieren, Aufzeichnen oder anderen elektronischen oder mechanischen Verfahren, reproduziert, verbreitet oder übertragen werden, außer im Falle kurzer Zitate in kritischen Rezensionen und bestimmter anderer nichtkommerzieller Verwendungen, die durch das Urheberrecht gestattet sind.

Haftungsausschluss

Bitte beachten Sie, dass die in diesem Dokument enthaltenen Informationen nur zu Bildungs- und Unterhaltungszwecken dienen. Es wurden alle Anstrengungen unternommen, um genaue, aktuelle, zuverlässige und vollständige Informationen bereitzustellen. Es werden keinerlei Garantien erklärt oder impliziert. Die Leser erkennen an, dass der Autor keine juristischen, finanziellen, medizinischen oder professionellen Ratschläge erteilt. Der Inhalt dieses Buches stammt aus verschiedenen Quellen. Bitte konsultieren Sie einen zugelassenen Fachmann, bevor Sie die in diesem Buch beschriebenen Techniken ausprobieren.

Durch das Lesen dieses Dokuments erklären sich die Leser damit einverstanden, dass der Autor unter keinen Umständen für direkte oder indirekte Verluste verantwortlich ist, die durch die Verwendung der in diesem Dokument enthaltenen Informationen entstehen, einschließlich, aber nicht beschränkt auf Fehler, Auslassungen oder Ungenauigkeiten.

INHALTSVERZEICHNIS

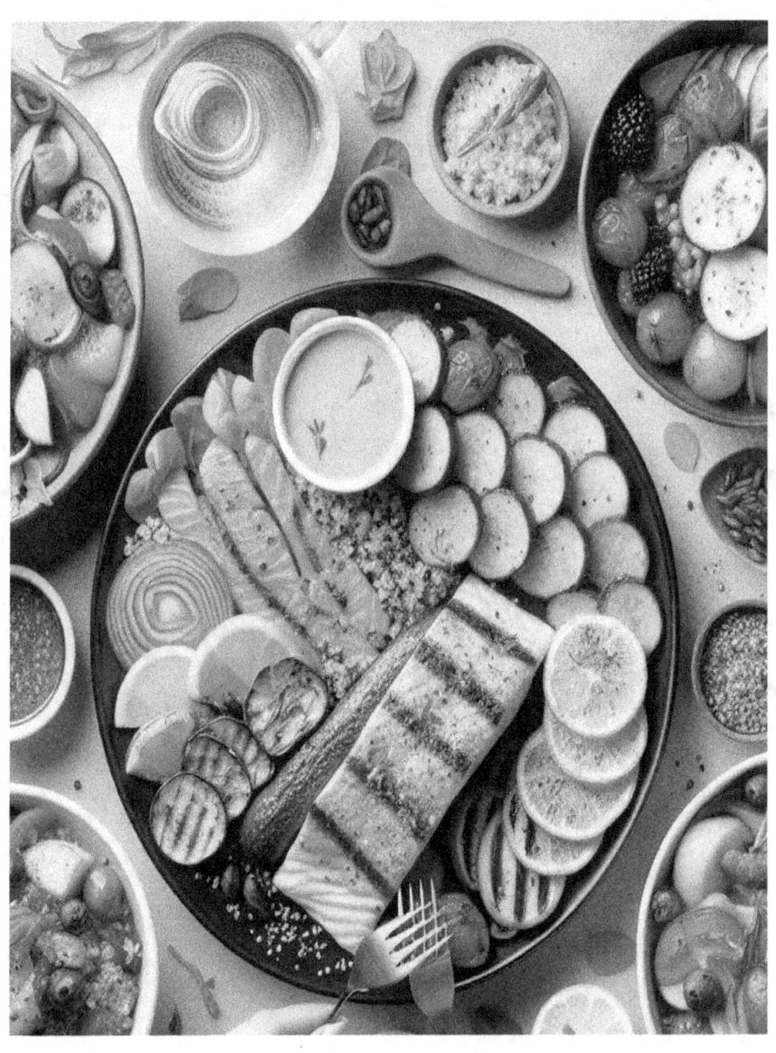

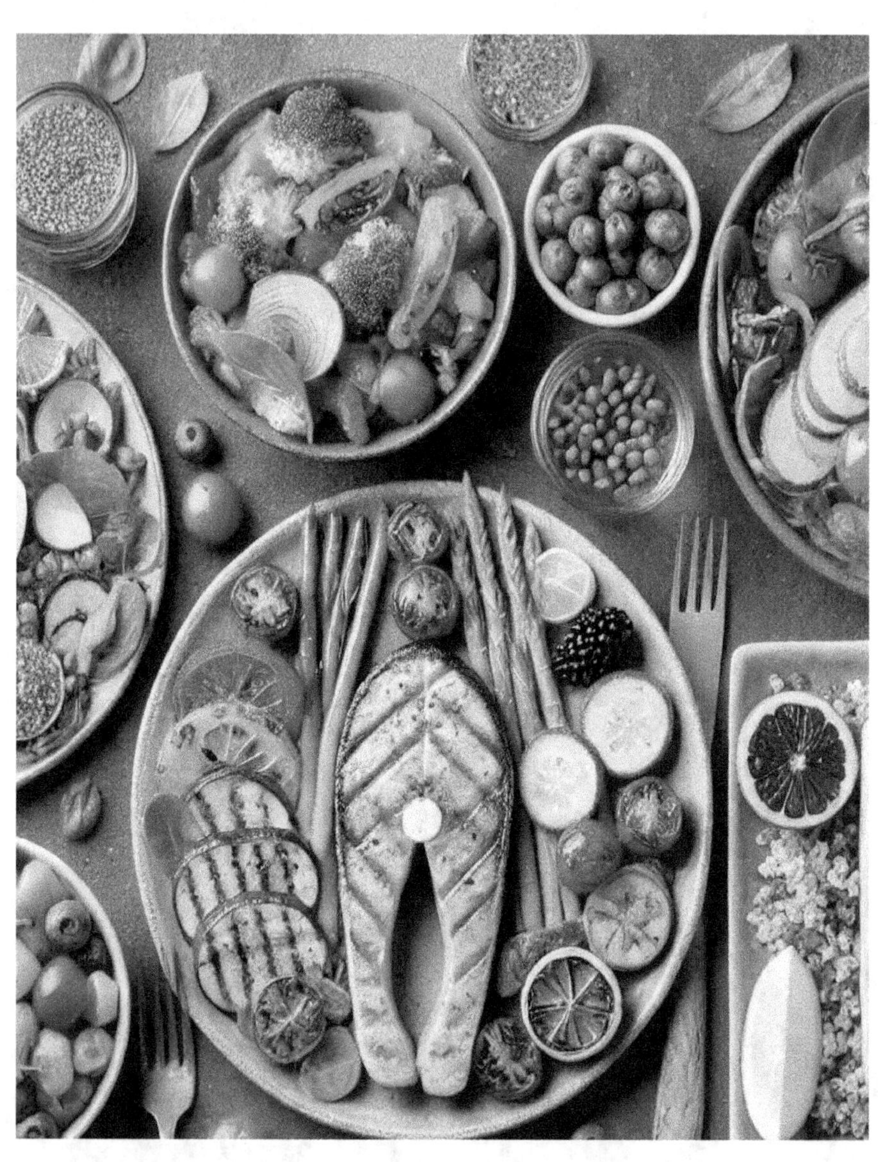

EINFÜHRUNG

Als Wir altern, die Bedeutung der Verwaltung unserer Gesundheit wird noch kritischer, vor allem für diejenigen , die leben mit Diabetes . Für Einzelpersonen im Laufe der Zeit von 60, die Herausforderungen der Aufrechterhaltung ausgewogen Blut Zucker Ebenen kann fühlen überwältigend , aber es muss nicht zu sein. Dieses Buch, „ **Diabetiker Diät Nach 60** " ist entworfen zu Führer du durch Verständnis und eine Diät beginnen das nicht nur behandelt Diabetes, sondern auch unterstützt allgemeines Wohlbefinden in die goldenen Jahre des Lebens.

Das Altern kann bringen über Änderungen in Stoffwechsel , Aktivitätsniveau und Ernährungsphysiologie Bedürfnisse und für Senioren mit Diabetes , dies bedeutet oft , eine Diät zu befolgen das Guthaben Gesundheit mit Freude. Viele Senioren finden sich selbst Anpassen um den Energiebedarf zu senken und gleichzeitig die Qualität der Leben durch richtige Ernährung wird von größter Bedeutung . Das Ziel dieses Buches ist zu vereinfachen diese Diät Auswahlmöglichkeiten und bieten praktische, geschmackvolle und nahrhaft Mahlzeit Ideen die einfach zuzubereiten sind und passen Sie zu Lebensstil .

Warum Fokus An Diät Nach 60?

Wenn Sie in Ihre 60er Jahre und darüber hinaus kommen , Ihr Körper antwortet anders zum Essen. Der Stoffwechsel verlangsamt sich , die Muskeln Masse nimmt ab, und die Verdauung kann nicht als effizient wie es einmal war . Diese Veränderungen , kombiniert mit der Behandlung von Diabetes , kann machen Essen Auswahlmöglichkeiten mehr nuanciert . Eine gut geplante Diabetiker Diät kann helfen Sie kontrollieren den Blutzuckerspiegel , halten ein gesundes Gewicht , reduzieren das Risiko von Komplikationen und steigern Ihr Energieniveau . Darüber hinaus Die richtige Ernährung kann Hilfe Kampf andere gewöhnlich Bedingungen verbunden mit Altern , wie wie Herzkrankheiten, Bluthochdruck und kognitive Beeinträchtigung .

Dies Buchen wird erkunden die entscheidende Rolle von Ernährung im Diabetesmanagement , speziell zugeschnitten auf die braucht von diese über 60. Sie werden lernen Wie erstelle ich ausgewogen Mahlzeiten , die nährstoffreiche, niedrig-glykämische Lebensmittel enthalten , die helfen Kontrollieren Sie den Blutzuckerspiegel und fördern Sie gleichzeitig die allgemeine Gesundheit .

Was zu Auszug aus diesem Buchen

In diesem Buch werden wir Abdeckung :

- Verstehen Diabetes und Altern : Eine kurze Überblick von Diabetes und wie es einzigartig betrifft Personen über 60.

- Wichtige Nährstoffe für eine gesunde Leben : Erfahren Sie mehr über die essentiellen Nährstoffe das kann Ihnen helfen, Energie zu erhalten und Komplikationen vorbeugen .

- Der Diabetiker Platte : Einfache Strategien für Teil Kontrolle und wie zu Erstellen Sie ausgewogene, diabetesfreundliche Mahlzeiten.

- Mahlzeit Planung und Vorbereitung : Praktische Tipps für die Essensplanung und den Lebensmitteleinkauf Einkaufen und die Zubereitung von Mahlzeiten, die sind schnell , lecker und auf die Bedürfnisse Ihres Diabetes abgestimmt .

- Empfehlungen für Jeder Anlass : Vom Frühstück bis zum Abendessen , Snacks und sogar Desserts finden Sie eine Auswahl von Rezepte , die sowohl befriedigend als auch diabetesfreundlich .

- Bewusstes Essen : Tipps An wie zu Guten Appetit während Sie achtsam bleiben von Teil Größen und Kohlenhydrate Zählen .

Dies Buch ist nicht über Einschränkung, sondern über kluge Entscheidungen und genießen Essen das nährt beide Körper und Geist. Wir konzentrieren uns auf die Einbeziehung Vollkorn , mager Proteine , gesunde Fette, Obst und Gemüse auf eine Art und Weise, die sättigend ist und nachhaltig . Egal ob Sie neu in der Verwaltung Diabetiker oder einfach nur auf der Suche nach frisch Ideen , dieser

Leitfaden wird Ihnen helfen , ein gesünderes, glücklicheres Beziehung mit Essen.

Diabetikerdiät nach 60 ist Ihr Begleiter auf dieser Reise zu besserer Gesundheit und hilft Ihnen Genießen Sie Ihre Mahlzeiten und behalten Sie dabei Ihr Diabetes in Schach. Lassen Sie uns eine Welt der Aromen und Nährstoffe erkunden , die wird ermächtigen du zu leben lebendig in jede Jahreszeit des Lebens.

HINWEISE:

-- -----------------------------
--------------------- -- ----------
-- -----------------------------------
------------ --- ----------------
----------------------------- --
-- -- ----------------------------
------------------- -- ------
--- --------------------------------
-------------- --- ----------------
------------------------------- ------------------------- ----------------------
----- --- ------------------------
---------------------------- ------------------ ---------------------------------
------------- -- ----------------
--- -------------------------------------
----- --- ----------------------

KAPITEL EINS

So befolgen Sie eine Diabetikerdiät nach dem 60. Lebensjahr

Nachsorge eines Diabetikers Diät nach 60 Anfragen Verständnis die einzigartig braucht Ihres alternden Körpers während Verwaltung Blut Zucker Ebenen effektiv. Hier ist eine Schritt-für-Schritt-Anleitung Leitfaden zur Hilfe du navigieren das Reise und machen informiert Entscheidungen über Ihre Diät und Gesundheit .

Verstehen die Grundlagen von Diabetes

Diabetes Verwaltung beinhaltet Kontrolle des Blutzuckerspiegels Ebenen durch Diät , Bewegung und manchmal Medikamente . Als Wenn Sie älter werden, könnten Sie neu Herausforderungen in Wartung stabil Blut Zucker Ebenen , aufgrund zu langsamer Stoffwechsel , vermindert Muskel Masse und andere altersbedingte gesundheitliche Probleme . Schlüssel zu Verwaltung Diabetes bei irgendein Alter , aber besonders nach 60, ist konsequent und machen intelligent , nachhaltig Essen Auswahlmöglichkeiten .

Fokus An Nährstoffreich Lebensmittel

Als du erhalten älter , dein Körper Mai erforderlich weniger Kalorien , aber es noch braucht wesentlich Nährstoffe zu Funktion gut . Eine Diabetikerdiät nach 60 sollte priorisieren nährstoffreich Lebensmittel , die Vitamine , Mineralien , Ballaststoffe und gesund Fette ohne scharf Ihr Blutzucker Ebenen .

- Ganzes Körner (wie Hafer , Haferflocken und brauner Reis) bieten Faser , die hilft Kontrolle Blut Zucker .

- Schlank Proteine (wie Huhn , Truthahn , Fisch , Bohnen und Hülsenfrüchte) helfen Erhalt der Muskelmasse und Hüter du Sättigungsgefühl .
- Gesunde Fette (aus Quellen wie Avocado , Nüsse , Samen und lebendig Öl) kann reduzieren Entzündung und Unterstützung Herz Gesundheit .
- Nicht stärkehaltig Gemüse (wie als belaubt Grünpflanzen , Brokkoli und Kräuter) sind niedrig in Kohlenhydrate und verpackt mit Vitamine und Mineralien .

Kohlenhydrate Verwaltung

Kohlenhydrate habe die die meisten bedeutsam Eindruck auf den Blutzucker Ebenen , also es ist wichtig zu verwalten Ihr einnehmen . Jedoch nicht alle Kohlenhydrate sind schlecht – es ist Über Auswahl die richtig Typen und Beträge .

- Wählen Sie komplex Kohlenhydrate : Diese werden langsamer verdaut und haben einen niedrigeren Glykose Index , der bedeutet sie werde nicht verursachen einen schnellen Anstieg Blut Zucker . Beispiele umfassen Ganzes Getreide , Hülsenfrüchte und Gemüse .
- Begrenzen Sie einfache Kohlenhydrate : Diese sind schnell absorbiert hinein die Blutkreislauf und kann verursachen Blutzucker Spitzen . Vermeiden Sie verfeinert Zucker , Weißbrot , zuckerhaltig Getränke und Süßigkeiten .

Ein gutes Regel Als Faustregel gilt zu ich für 45-60 Gramm von Kohlenhydrate pro Mahlzeit , je nachdem An Ihr persönlich braucht . Monitor Ihr Blut Zucker regelmäßig, um zu sehen , wie anders Lebensmittel beeinflussen du .

Portion Kontrolle

Altern oft führt zu einem langsameren Stoffwechsel , der bedeutet Ihr Der Körper braucht weniger Kalorien als es hat in Ihr jünger

Jahre . Teil Kontrolle ist Schlüssel zu vermeiden Überessen und halten Blut Zucker Ebenen stabil .

- Verwendung kleiner Teller zu Hilfe Kontrolle Portionsgrößen .
- Folgen die Teller Zubereitung : Füllen Sie Ihren Teller zur Hälfte mit nicht stärkehaltiges Gemüse , ein Viertel mit schlank Proteine und die verbleibendes Viertel mit Vollkorn oder andere gesund Kohlenhydrate .
- Snack mit Bedacht : Wählen Sie gesund , ausgeglichen Snacks , wie als eine Handvoll von Nüsse , eine Menge von Obst mit Käse oder ein hartgekochter Käse Ei . Diese kann Hilfe du verwalten Hunger zwischen den Mahlzeiten .

Essen Regelmäßig

Skispringen Mahlzeiten kann Blutungen verursachen Zuckerspiegel zu schwanken unvorhersehbar , was kann sein schädlich zu Leute mit Diabetes . Essen kleiner , ausgewogener Mahlzeiten durchweg die Tag hilft Hüter Blut Zucker Ebenen stabil .

- Essen bei regulär Intervalle , idealerweise alle 4-5 Stunden , um verhindern Blut Zucker dirs oder Spitzen .
- Nicht überspringen Frühstück , wie es Kickstarter Ihr Stoffwechsel und hilft regulieren den Blutzucker durchweg die Tag .

Bleiben Sie hydratisiert

Dehydration kann Auswirkungen haben Blut Zucker Ebenen , also es ist wichtig zu trinken reichlich von Wasser durchweg die Tag . Vermeiden zuckerhaltig Getränke wie Limonaden und gesüßte Tees , die kann Ursache Blut Zucker zum Aufpeppen . Opt für Wasser , Kräutertees oder Sprudelwasser mit einem Spritzer von Zitrone oder Limette für Geschmack .

Enthält ballaststoffreiche Lebensmittel

Ballaststoffe ist entscheidend für Menschen mit Diabetes , wie es verlangsamt die Absorption von Zucker und hilft bei der Regulierung des Blutes Glukose Ebenen . Es unterstützt Herz Gesundheit , die ist insbesondere wichtig für älter Erwachsene .

- Ziel für 25-30 Gramm von Faser per Tag von Lebensmittel wie Ganzes Getreide , Hülsenfrüchte , Obst und Gemüse .
- Lösliche Ballaststoffe (gefunden in Hafer , Äpfel und Bohnen) ist insbesondere gut für Blut Zucker Kontrolle .

Ansehen für Versteckt Zucker und Salz

Verarbeitet Lebensmittel enthalten oft versteckt Zucker und Natrium , das kann Sabotage Ihr Bemühungen zu Kontrolle Blut Zucker und Blut Druck .

- Lesen Etiketten sorgfältig , schauend für versteckte Zucker wie Fructose Mais Sirup , Zucker Zucker oder Sirupe .
- Limit verarbeitet Lebensmittel und entscheiden Sie sich für frisch , ganz Lebensmittel wann immer möglich .

Monitor Ihr Blut Zucker Ebenen

Als du anpassen Ihr Diät , es ist wichtig , Monitor Ihr Blut Zucker regelmäßig . Behalten Spur wie Sie Körper antwortet zu anders Lebensmittel wird Hilfe du machen notwendig Anpassungen .

- Bewahren Sie ein Lebensmittel auf Tagebuch : Track was du Iss deine Portion Größen und wie sicher Lebensmittel Ihr Blut beeinflussen Zucker . Das kann Hilfe du identifizieren Muster und vermeiden Lebensmittel das Ursache Spitzen .

- Konsultieren Sie Ihren Arzt Team : Arbeit mit Ihr Arzt oder Diätassistent zu eine personalisierte entwickeln Ernährungsplan basierend An Ihr speziell Bedürfnisse und Vorlieben .

Integrieren Physikalisch Aktivität

Während das Buchen Schwerpunkte An Diät , es ist wichtig zu Hinweis das Übung spielt eine wichtige Rolle Rolle bei der Behandlung von Diabetes . Regelmäßig körperlich Aktivität hilft , Blut Zuckerspiegel , Verbesserung der Insulinempfindlichkeit und steigern Energie .

- Ziel für bei mindestens 30 Minuten von mäßig Übung die meisten Tage von die Woche , wie Gehen , Schwimmen oder Yoga .
- Stärke Ausbildung kann Hilfe Wartung Muskelmasse , die natürlich Ablehnungen mit Alter .

Eine Diabetikerdiät nach dem 60. Lebensjahr zu befolgen bedeutet nicht geben nach oben die Lebensmittel du Liebe . Es ist Über ein Gleichgewicht finden das funktioniert für dich Essen Nahrungsmittel, die nähren Dein Körper, behalte dein Blut Zucker in prüfen , und Bringen Sie Freude in Ihre Mahlzeiten . Durch Einbeziehung diese Richtlinien hinein Ihr täglich Leben , du kannst Behandeln Sie Ihren Diabetes effektiv und weiter zu Genießen Sie ein gesundes , erfüllendes Erlebnis Leben gut hinein Ihr später Jahre .

WELCHE PRAKTISCHEN TIPPS BEFOLGEN SIE?

MONTAG ---

DIENSTAG ---

------------------------ ---

MITTWOCH ---

DONNERSTAG --- -----------

SONNTAG --

HINWEISE--

KAPITEL ZWEI

30-tägiger Beispiel-Speiseplan für eine Diabetikerdiät ab 60

Wichtige Hinweise:

1. Konsultieren mit einem registrierten Ernährungsberater oder Gesundheitsdienstleister , bevor Sie mit einer neuen Essensplan .
2. Dieser Speiseplan ist maßgeschneidert für Einzelpersonen mit Diabetes nach 50, aber möglicherweise Anpassungen auf der Grundlage des individuellen Kalorienbedarfs erforderlich und Gesundheitsziele .
3. Portion Die Größen sind ungefähre Angaben und kann variieren basierend An speziell Zutaten und verwendete Marken .
4. Berücksichtigen Sie körperliche Aktivität und Stress Management als Teil von Ihr umfassender Diabetes - Managementplan .

Woche 1 (Tage 1-7)

Tag 1

Frühstück : Haferflocken mit Chiasamen, Mandeln und Beeren

Mittagessen: Gegrillter Hühnersalat mit gemischtem Gemüse , Avocado , Gurke und Olivenöl - Dressing

Abendessen : Gebackener Lachs mit gerösteter Rosenkohl und Quinoa

Snack: Apfel Scheiben mit einem Esslöffel Erdnussbutter

Tag 2

Frühstück: Verschlüsselt Eier mit Spinat und Vollkorn Toast

Mittagessen : Linsensuppe mit griechischer Beilage Joghurt

Abendessen : Gebratener Tofu mit Brokkoli , Paprika und braunem Reis

Snack : Karottensticks mit Hummus

Tag 3

Frühstück : griechischer Joghurt mit Leinsamen und gehobelten Mandeln

Mittagessen : Türkei und Avocado- Wrap mit einer Vollkorntortilla

Abendessen : Gegrillt Garnelen mit sautiertem Zucchini und q uinoa

Snack : Eine Handvoll gemischte Nüsse

Tag 4

Frühstück : Glatt mit ungesüßten Mandeln Milch , Spinat , Banane und Eiweiß Pulver

Mittagessen : Quinoa Salat mit Kichererbsen, Gurke und Feta Käse

Abendessen: Gebacken Huhn Brust mit gerösteter Blumenkohl und eine Beilage aus Wildreis

Snack: Ferienhaus Käse mit einer Handvoll Beeren

Tag 5

Frühstück : Vollkornwaffel mit einem Löffel Mandelbutter und in Scheiben geschnitten Erdbeeren

Mittagessen *:* Thunfischsalat mit gemischtem Blattgemüse , Gurke und lebendig Öl Anziehen

Abendessen: Puten- Chili mit Niere Bohnen und eine Beilage gedünsteter Brokkoli

Snack: Sellerie Stöcke mit Sahne Käse

Tag 6

Frühstück : Omelett mit Pilzen, Spinat und einer Prise von Käse

Mittagessen : Gegrillter Lachs auf einem Bett aus gemischtem Grünzeug mit Oliven Öl und Zitrone

Abendessen: Huhn Pfannengerichte mit Schneefrüchten , Karotten und braun Reis

Snack : Gurkenscheiben und Guacamole

Tag 7

Frühstück : Glatt mit griechischem Joghurt , gefroren Beeren und Chia Samen

Mittagessen : Eiersalat mit Salat Wickel und Kirschtomaten

Abendessen: Gegrillt pork Filet mit gedämpftem grün Bohnen und zerstampft Süßkartoffeln

Snack : Ein kleiner Handvoll von Mandeln

Woche 2 (Tage 8-14)

Tag 8

Frühstück *:* Hafergrütze mit Walnüsse und ein kleines April

Mittagessen : Putenburger mit einem Salatbrötchen, Tomaten und einer Beilage gemischtes Grün

Abendessen : Gebacken Kabeljau mit geröstetem Rosenkohl und Wild Reis

Snack : Eine Handvoll Sonnenblumen Samen

Tag 9

Frühstück : Griechischer Joghurt mit chia Samen und Himbeeren

Mittagessen : Quinoa Salat mit gegrilltem Gemüse und Feta Käse

Abendessen : Huhn und Gemüsesuppe mit einer Scheibe von Vollkorn Brot

Snack : Hartgekochtes Ei

Tag 10

Frühstück : Rührei mit Tomaten und Spinat

Mittagessen : Thunfischsalat mit Vollkorncracker

Abendessen : Gebacken Hähnchenbrust mit Beilage aus Quinoa und gerösteten Karotten

Snack: In Scheiben geschnitten Paprika mit Hummus

Tag 11

Frühstück : Smoothie mit ungesüßter Mandelmilch , Spinat und gefrorenem Blaubeeren

Mittagessen : Linsen und Gemüse Eintopf

Abendessen : Gegrillte Garnelen mit Zucchini-Nudeln und Pesto

Snack : Klein Mit einer Handvoll Walnüssen bestreuen

Tag 12

Frühstück : Haferflocken mit Leinsamen , Zimt und einer kleinen Handvoll von Walnüsse

Mittagessen : Gegrilltes Hähnchen und Gemüsespieße mit Beilage von braun Reis

Abendessen : Türkei Fleischbällchen mit Marinara Soße über Vollkorn rasta

Snack: Ferienhaus Käse mit Gurkenscheiben

Tag 13

Frühstück : Vollkorntoast mit Avocado und vorgebracht Ei

Mittagessen: Sprach Salat mit gegrilltem Hähnchen , Erdbeeren und eine Balsamico- Vinaigrette

Abendessen: Gebackene Forelle mit sautiertem Grünkohl und Süßkartoffelpüree

Snack : Gehackte Mandeln mit einer kleinen Handvoll Trauben

Tag 14

Frühstück : Griechischer Joghurt mit Chia Samen , Blaubeeren und Leinsamen

Mittagessen : Türkei und Gemüse Pfannengericht mit braunem Reis

Abendessen : Gefüllte Paprika mit magerem Boden Rindfleisch , Quinoa und schwarze Bohnen

Snack : Ein paar Scheiben von Käse mit Gurke

Woche 3 (Tage 15-21)

Tag 15

Frühstück: Rührei mit sautiertem Spinat und Vollkorntoast

Mittagessen *:* Lachssalat mit Avocado , gemischtem Blattgemüse und Olivenöl - Dressing

Abendessen : Gegrilltes Hähnchen mit geröstet Gemüse und eine Seite von q uinoa

Snack : Klein April mit einem Löffel Erdnuss Butter

Tag 16

Frühstück : Hafergrütze mit Chia Samen und gemischte Beeren

Mittagessen : Hühnersalat Wickel mit Salat und Gurke

Abendessen: Gegrillte Putenbrust mit sautiert sprinach und Wildreis

Snack: Griechischer Joghurt mit einer Handvoll Nüsse

Tag 17

Frühstück : Smoothie mit Spinat , ungesüßter Mandelmilch und Proteinpulver

Mittagessen : Eiersalat mit Salatwraps und gemischtem Gemüse als Beilage

Abendessen : Gebacken cod mit gedämpft Brokkoli und q uinoa

Snack : Hüttenkäse mit einer Handvoll von Beeren

Tag 18

Frühstück : Vollkorntoast mit Avocado und verschlüsselt Eier

Mittagessen : Linsen Suppe mit einer Beilage griechischem Joghurt

Abendessen: Gegrillt Lachs mit gerösteter Blumenkohl und q uinoa

Snack : Gemischt Nüsse mit einer kleinen Apfel

Tag 19

Frühstück : Griechischer Joghurt mit Chiasamen und gesplitterte Mandeln

Mittagessen : Gegrillter Hühnersalat mit Avocado und gemischt Grüns

Abendessen : Gebackene Hähnchenbrust mit geröstetem Rosenkohl und Wildreis

Snack: In Scheiben geschnitten Gurke mit Hummus

Tag 20

Frühstück: Verschlüsselt Eier mit Salz und Vollkorntoast

Mittagessen: Truthahn - Avocado- Wrap mit einer Vollkorntortilla

Abendessen: Gegrillte Garnelen mit Zucchini -Nudeln und Resto

Snack : Karotte Sticks mit Erdnussbutter

Tag 21

Frühstück : Haferflocken mit Chiasamen und frisch Beeren

Mittagessen : Quinoa-Salat mit Kichererbsen, Gurke und Feta Käse

Abendessen: Gegrillter Truthahn mit süßem Kartoffelpüree Kartoffeln und geröstet grüne Bohnen

Snack : Eine kleine Handvoll Mandeln

Woche 4 (Tage 22-30)

Tag 22

Frühstück : Griechisch Joghurt mit Walnüssen , Chia Samen und eine kleine Banane

Mittagessen : Gegrilltes Hähnchen und Gemüse Pfannengerichte mit braun Reis

Abendessen : Gebackener Lachs mit gedämpft Brokkoli und q uinoa

Snack: In Scheiben geschnitten Paprika mit Hummus

Tag 23

Frühstück: Vollkorn Toast mit Avocado und Rührei

Mittagessen : Linsensuppe mit einem gemischten grün Salat

Abendessen : Puten- Chili mit schwarzen Bohnen und einer Beilage geröstet Blumenkohl

Snack : Apfel Scheiben mit einem Esslöffel von Mandel Butter

Tag 24

Frühstück : Haferflocken mit Leinsamen , Zimt und einer kleinen Handvoll von Walnüssen

Mittagessen : Thunfischsalat mit Vollkorn Cracker und gemischtes Grün

Abendessen : Gegrilltes Hähnchen mit sautierter Spinat und süßes Püree Kartoffeln

Snack: Griechisch Joghurt mit einer Handvoll Beeren

Tag 25

Frühstück : Glatt mit ungesüßten Mandeln Milch , Spinat und Proteinpulver

Mittagessen : Truthahn und Gemüse Wrap mit einer Vollkorntortilla

Abendessen : Gebackener Kabeljau mit Beilage von wild Reis und gerösteter Rosenkohl

Snack : Hüttenkäse mit einer kleinen Handvoll Mandeln

Tag 26

Frühstück : Rührei mit sautiertem Champignons und Vollkorntoast

Mittagessen : Hühnersalat mit gemischtem Grüns , Avocado und Olivenöl - Dressing

Abendessen : Gegrillt Schweinefilet mit gebratenem Karotten und Quinoa

Snack : Gurkenscheiben mit Guacamole

Tag 27

Frühstück : Hafergrütze mit Chiasamen , ein kleiner April , und Zimt

Mittagessen: Quinoa-Salat mit Kichererbsen, Tomaten und einer Prise Feta Käse

Abendessen : Gebackene Hähnchenbrust mit einer Beilage aus geröstetem Zucchini und braun Reis

Snack: Handvoll gemischte Nüsse

Tag 28

Frühstück: Griechischer Joghurt mit Leinsamen und Blaubeeren

Mittagessen : Gegrillte Garnelen auf einem Bett von gemischt Grüns mit Olivenöl und Zitrone Anziehen

Abendessen : Putenfleischbällchen mit Marinarasoße und Spaghettikürbis

Snack *:* Selleriestangen mit Erdnussbutter

Tag 29

Frühstück: Vollkorntoast mit Avocado und ein pochiertes Ei

Mittagessen: Linsen und Gemüseeintopf mit griechischem Joghurt als Beilage

Abendessen : Gegrillt Truthahn Brust mit gerösteten grünen Bohnen und Süßkartoffelpüree

Snack : Hüttenkäse mit Gurkenscheiben

Tag 30

Frühstück : Smoothie mit ungesüßter Mandelmilch , gefrorenen Beeren und Proteinpulver

Mittagessen : Hühnchen- und Uinoa - Salat mit gemischt Gemüse und Olivenöl - Dressing

Abendessen: Gegrillt Lachs mit sautiertem Spinat und braunem Reis

Snack : Handvoll Mandeln mit einer kleinen orange

Zusätzliche Tipps:

- Kohlenhydrate Management : Torwart eine ja An Portionsgrößen für Getreide und stärkehaltig Gemüse um den Blutzuckerspiegel zu regulieren . Für jede Mahlzeit sollten Sie 45-60 Gramm anstreben von Kohlenhydrate je nach Bedarf persönlich Glukose Antwort .

- Proteinaufnahme : Protein ist wesentlich für Wartung Muskel Masse , die neigt zu mit dem Alter abnehmen . Einschließen schlanke Quellen von Protein in jeden Mahlzeit zur Unterstützung der Muskelgesundheit und verwalten Blut Zucker .

- Gesunde Fette : Gesunde Fette einbauen aus Quellen wie Avocado , Nüsse , Samen und Olivenöl helfen Reduziert Entzündungen und unterstützt das Herz Gesundheit , die für Senioren von entscheidender Bedeutung ist mit Diabetes.

- Flüssigkeitszufuhr: Trinken reichlich Wasser über den Tag verteilt , um bleiben hydratisiert , wie Dehydrierung kann die Blutzuckerkontrolle beeinträchtigen . Vermeiden Sie zuckerhaltige Getränke und entscheiden Sie sich für Kräutertees oder Wasser mit Zitrone oder Gurke für den Geschmack .

Diese 30-Tage -Mahlzeit Der Plan legt Wert auf eine ausgewogene Ernährung und ist leicht zuzubereiten rezeptfrei und blutzuckerfreundlich Inhaltsstoffe . Es wurde entwickelt, um Senioren mit Diabetes bei der Aufrechterhaltung ihrer stabil Glukose Ebenen , Unterstützung Herz Gesundheit und Genießen sättigende , nahrhafte Mahlzeiten .

MEAL PLANNER

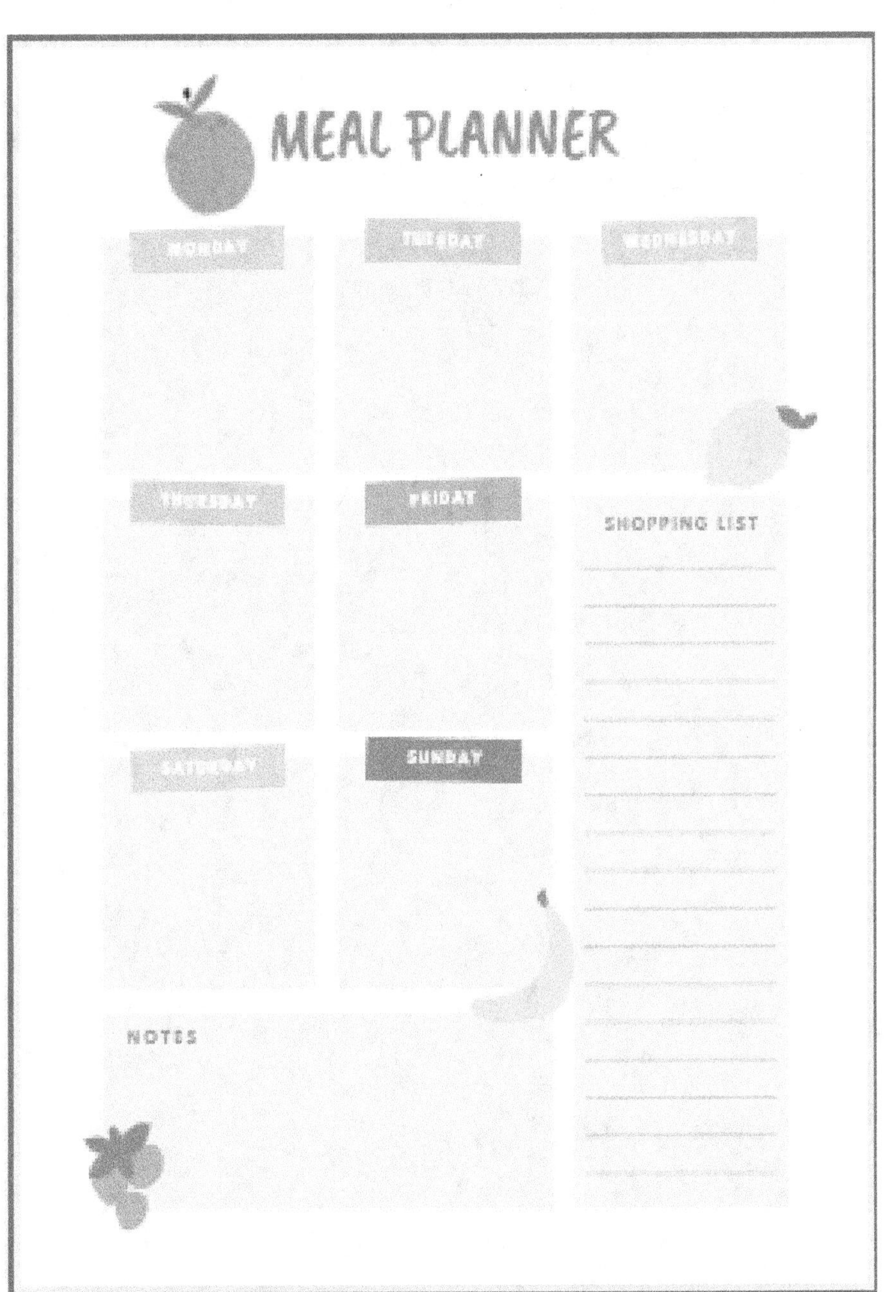

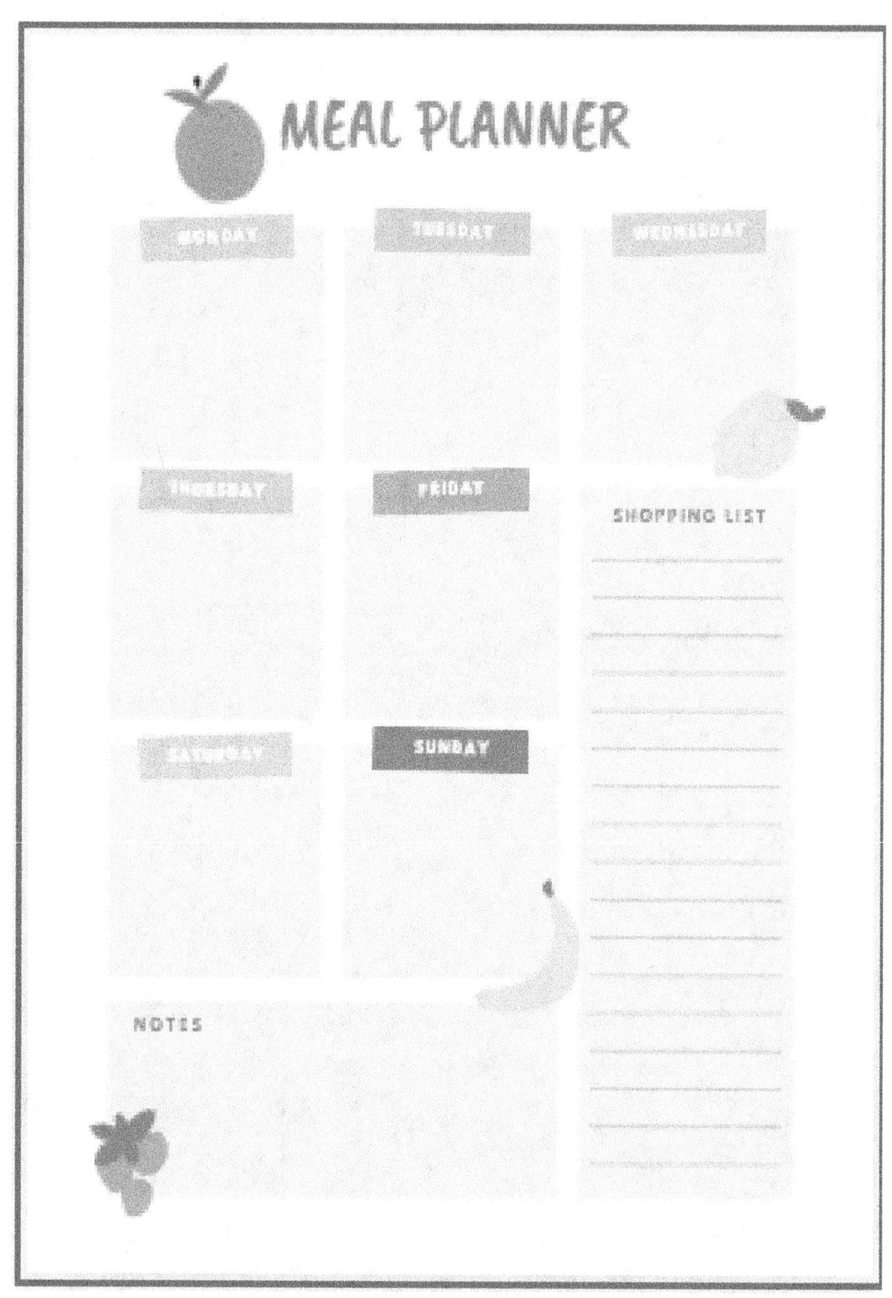

MEAL PLANNER
MONDAY
TUESDAY
WEDNESDAY
THURSDAY
FRIDAY
SHOPPING LIST
SATURDAY
SUNDAY
NOTES

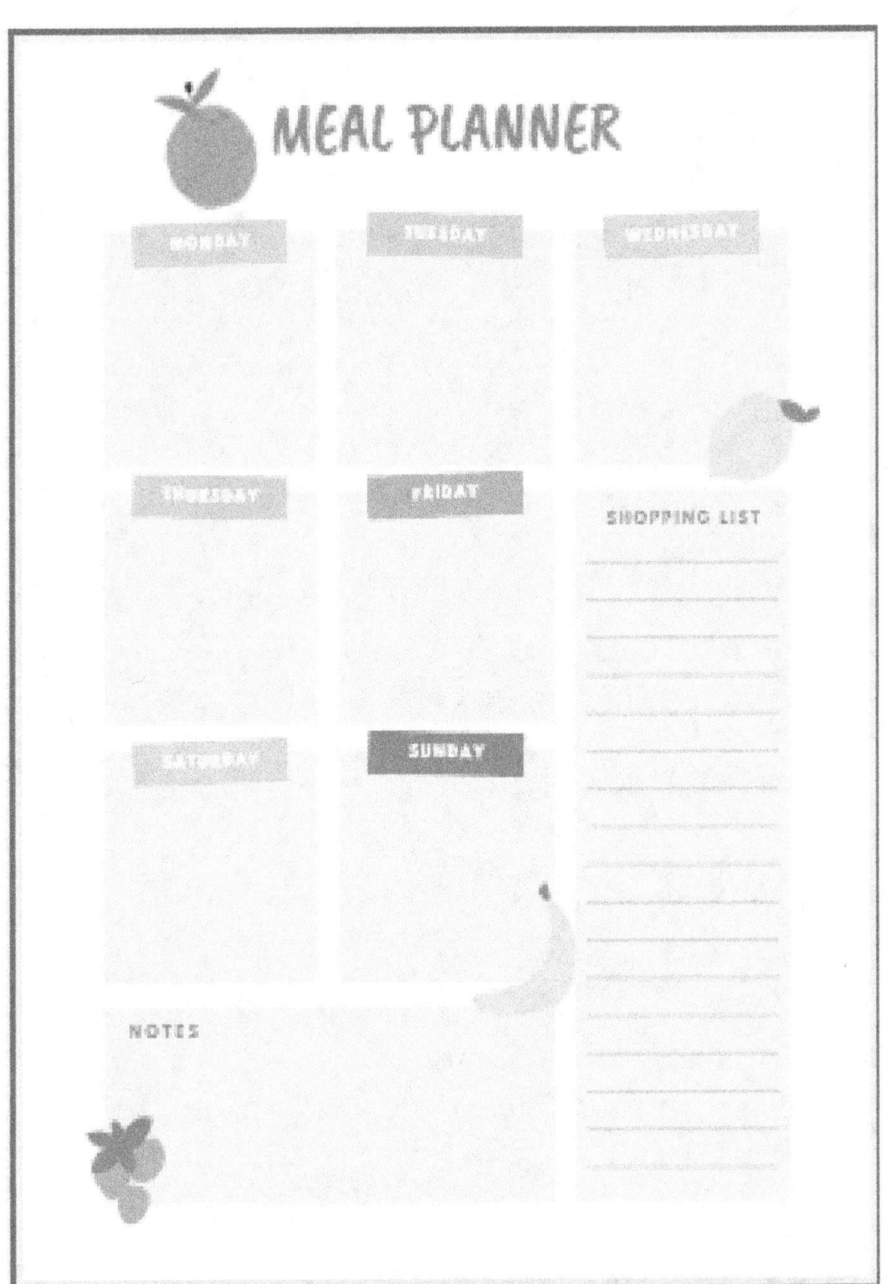

MEAL PLANNER
MONDAY
TUESDAY
WEDNESDAY
THURSDAY
FRIDAY
SATURDAY
SUNDAY
SHOPPING LIST
NOTES

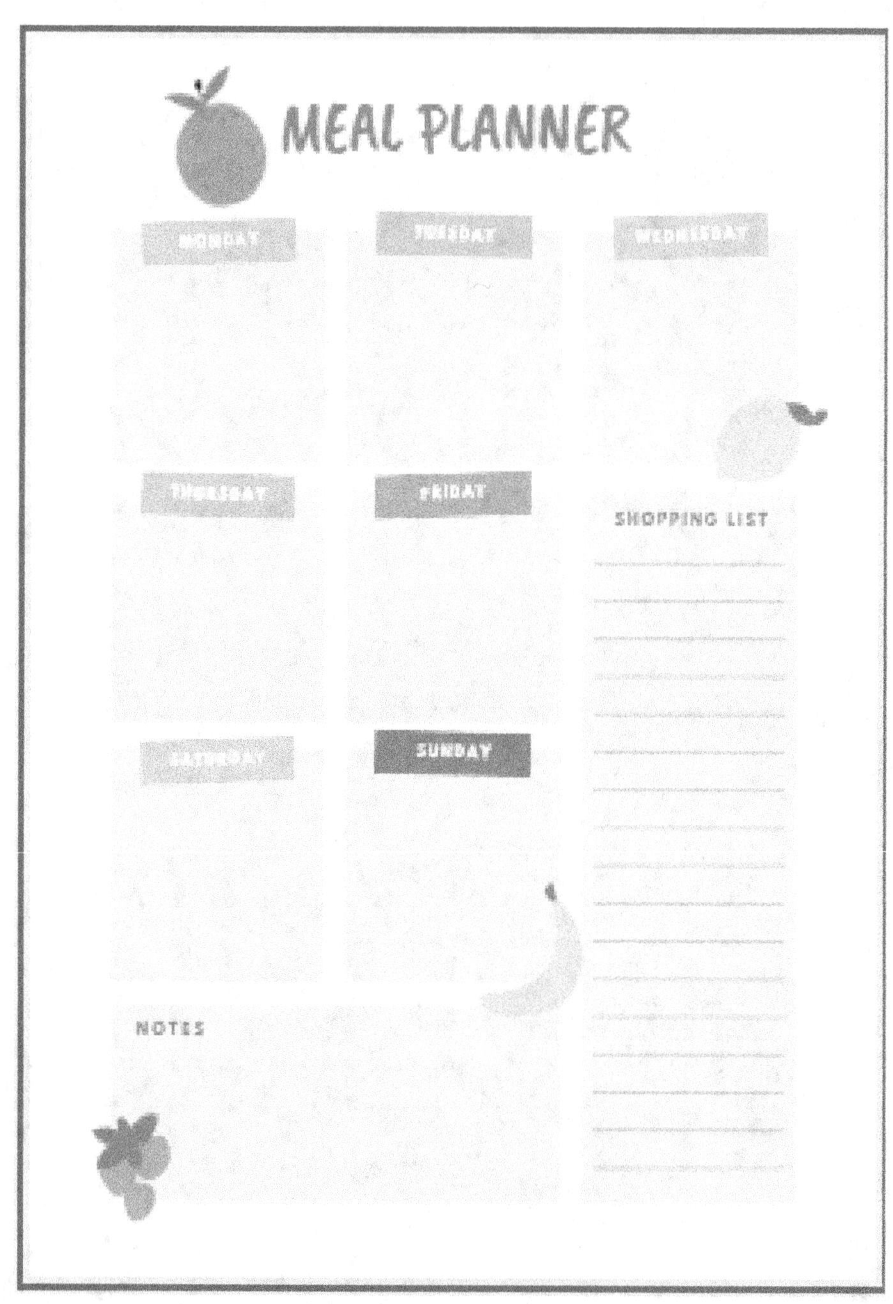

MEAL PLANNER
MONDAY
TUESDAY
WEDNESDAY
THURSDAY
FRIDAY
SATURDAY
SUNDAY
SHOPPING LIST
NOTES

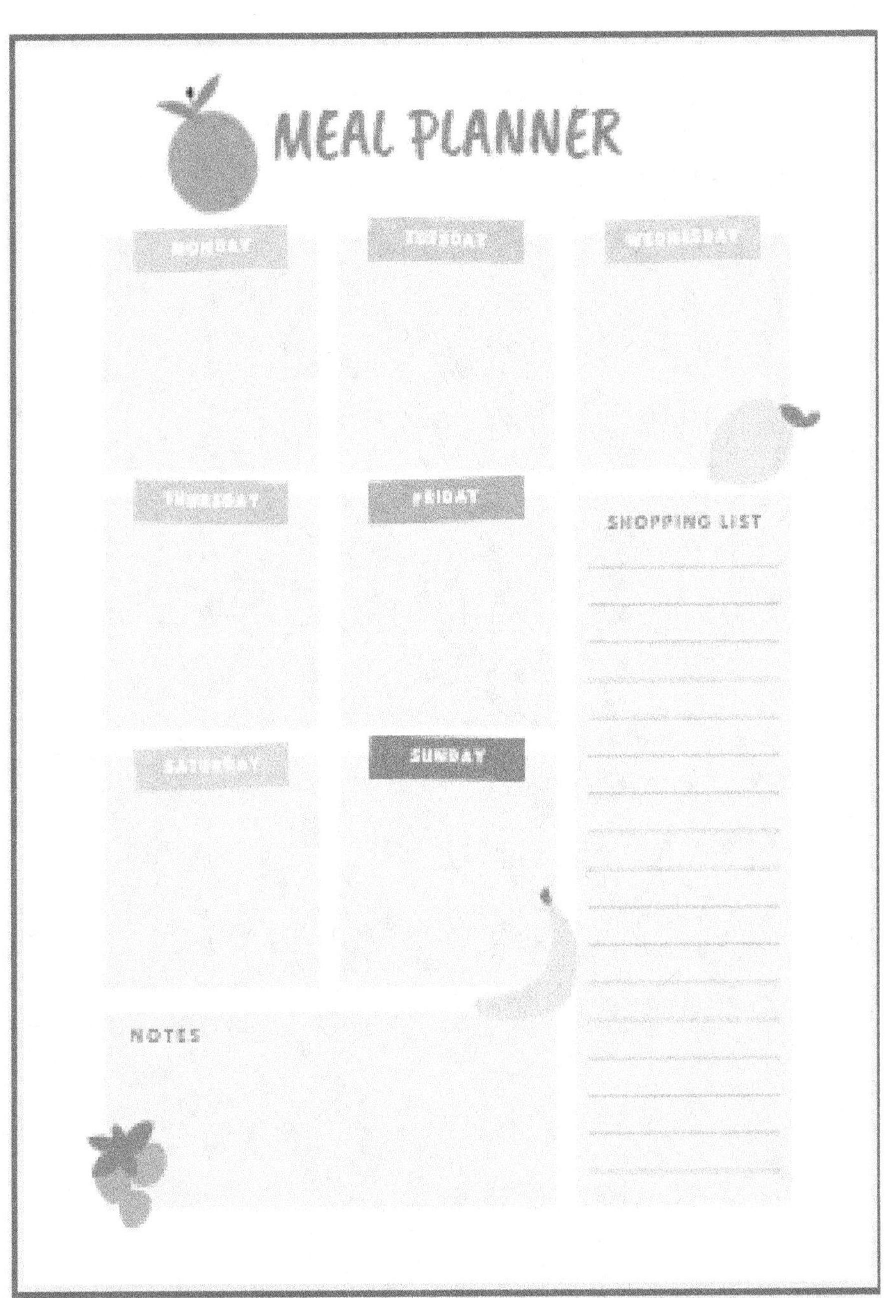

MEAL PLANNER
MONDAY
TUESDAY
WEDNESDAY
THURSDAY
FRIDAY
SHOPPING LIST
SATURDAY
SUNDAY
NOTES

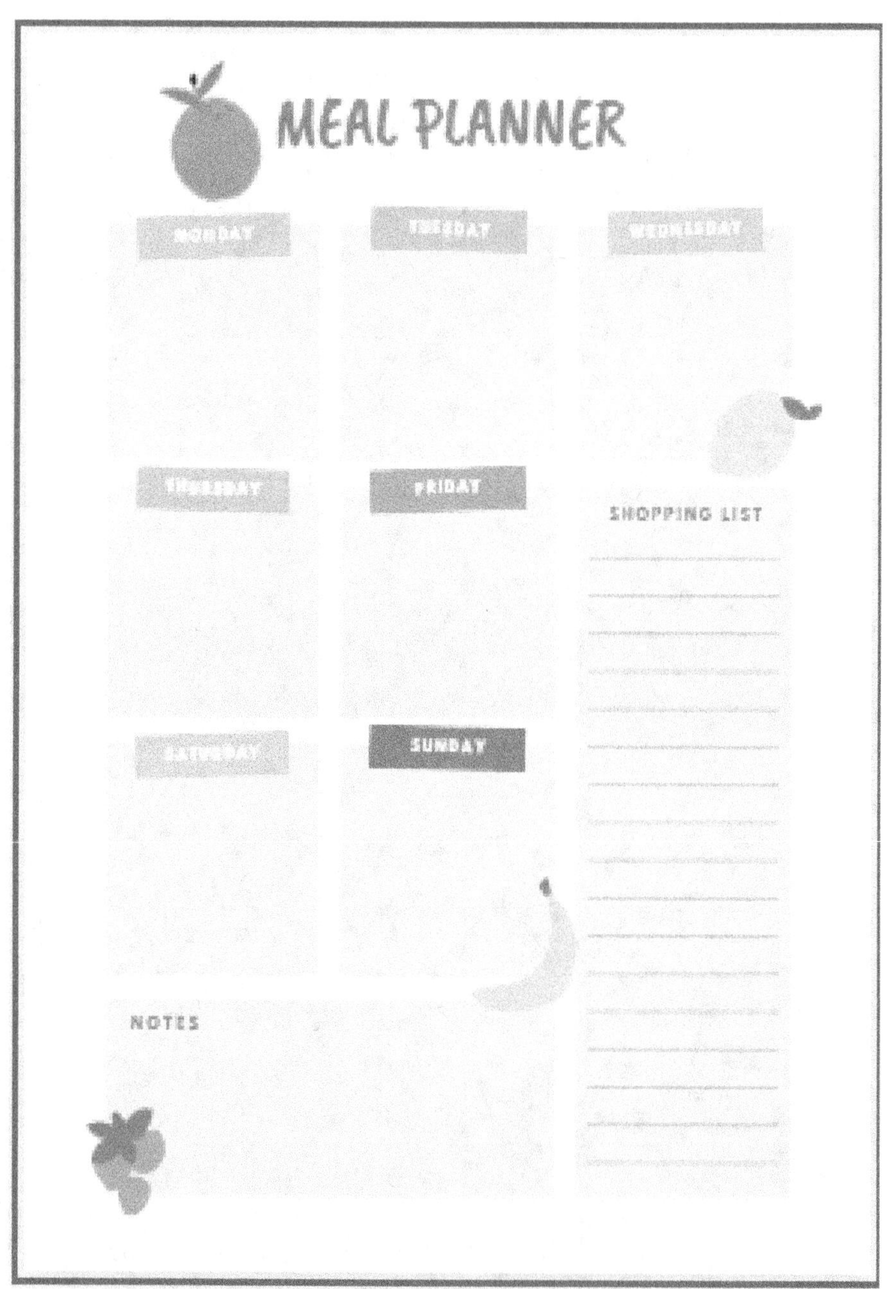
MEAL PLANNER
MONDAY
TUESDAY
WEDNESDAY
THURSDAY
FRIDAY
SHOPPING LIST
SATURDAY
SUNDAY
NOTES

KAPITEL DREI

Diabetikerdiät nach 60 Frühstücksrezepten

1. Haferflocken mit Chia Samen , Mandeln und Beeren

Zutaten:

- ½ Tasse Haferflocken
- 1 EL Chiasamen
- 1 EL gesplitterte Mandeln
- ½ Tasse frisch gemischt Beeren (Blaubeeren , Himbeeren oder Erdbeeren)
- 1 Tasse ungesüßt Mandel Milch oder Wasser
- ½ Teelöffel Zimt (optional)
- 1 TL gemahlene Leinsamen (optional)

Anleitung :

- In einem kleinen Topf Mandel Milch oder Wasser zum Köcheln bringen .

- Rühren Sie die Hafer und chia Samen , dann reduzieren Auf niedriger Stufe erhitzen und unter gelegentlichem Umrühren 5–7 Minuten kochen lassen , bis der Hafer weich ist .
- Entfernen von Hitze , dann rühren in Zimt , falls gewünscht
- Mit frischen Beeren belegen , in Scheiben geschnitten Mandeln und Leinsamen .
- servieren .

Ernährung Wert (pro Portion):

- Kalorien : 260
- Kohlenhydrate: 35g
- Ballaststoffe: 10 g
- Protein : 8 g
- Fett : 10g
- Zucker : 5 g

2. Rührei mit Sprach und Vollkorn Toast

Zutaten :

- 2 große Eier
- 1 Tasse frische Streusel
- 1 TL Olivenöl oder Butter
- 1 Scheibe Vollkorntoast
- Salz und rüper zu Geschmack

Anleitung :

- Hitze lebendig Öl oder Butter in einer Pfanne bei mittlerer Hitze .

- Salz hinzufügen und 2-3 Minuten anbraten bis verwelkt .

- In einem kleinen Schüssel , Schneebesen die Eier und gießen Sie sie in die Pfanne mit der Spinat.

- Durcheinander die Eier, unterrühren sanft , bis vollständig gegart (ca. 2–3 Minuten).

- Saison mit Salz und rüper zu Geschmack .

- Servieren Sie das Rührei mit einer Scheibe Vollkorntoast An die Seite .

Nährwert (per Portion):

- Kalorien: 260

- Kohlenhydrate: 15g

- Ballaststoffe : 4 g

- Protein : 14 g

- Fett: 16g

- Zucker : 2 g

3. Griechischer Joghurt mit Chia Samen , Mandeln und Beeren

Zutaten:

- ¾ Tasse einfacher, ungesüßter griechischer Joghurt (2 % oder Vollfett)
- 1 EL Chia Samen
- 1 EL gehobelte Mandeln
- ½ Tasse frische gemischte Beeren (Blaubeeren , Himbeeren oder Erdbeeren)
- 1 Teelöffel Honig oder ein kalorienarmes Süßungsmittel (optional)

Anleitung :

- In einer Schüssel vermischen Griechisch Joghurt mit Chiasamen .
- Mischen gut und lass es für ein paar Minuten zu erlauben die Chiasamen müssen etwas Feuchtigkeit aufnehmen .
- Fügen Sie frische Beeren und in Scheiben geschnitten Mandeln oben drauf .
- Mit Honig oder Süßstoff wenn erwünscht .
- Gekühlt servieren oder bei Raumtemperatur .

Nährwert (per Portion):

- Kalorien : 250

- Kohlenhydrate: 22g

- Ballaststoffe: 6 g

- Protein : 18 g

- Fett : 10g

- Zucker : 12 g

4. Vollkorntoast mit Avocado und Poached Ei

Zutaten :

- 1 Scheibe Vollkorn Brot

- ½ reife Avocado

- 1 große Ei

- 1 Teelöffel Zitrone Saft

- Salz und Pfeffer nach Geschmack

- 1 Teelöffel Olivenöl (optional)

Anleitung :

- Toast das Vollkornbrot bis scharf .

- Maische die Avocado in einer kleinen Schüssel , hinzufügen Zitronensaft , Salz und nach Geschmack würzen .

- Verbreiten die zerdrückte Avocado auf dem Toast.

- Zu Ei aufschlagen , ein kleines Topf Wasser zum Köcheln bringen . Knacken die Ei in eine kleine Schüssel geben , dann sanft Folie es hinein die Wasser . Lass 3-4 Minuten kochen lassen bis Das Eiweiß ist fest und das Eigelb bleibt weich.

- Sorgfältig entfernen die vorgebracht Ei mit Schlitz Löffel und platzieren Sie es An oben auf der Avocado- Toast.
- Nieselregen mit etwas Olive Öl falls gewünscht, und servieren .

Nährwert (per Portion):

- Kalorien : 300
- Kohlenhydrate : 20 g
- Ballaststoffe: 8 g
- Eiweiß: 11g
- Fett : 21g
- Zucker: 1g

5. Smoothie mit ungesüßter Mandelmilch , Streusel und Proteinpulver

Zutaten:

- 1 Tasse ungesüßte Mandelmilch
- 1 Tasse frischer Spinat
- ½ gefrorene Banane
- ½ Tasse gefrorene gemischte Beeren

- 1 Löffel Proteinpulver (pflanzlich) oder Molke)
- 1 EL Chiasamen

Anleitung :

- In einem Mixer Mandelmilch, Spinat , Banane, Beeren , Proteinpulver und Chiasamen vermischen . Samen .
- Mischung bis geschmeidig und cremig, mit etwas mehr Mandeln Milch, wenn nötig, um Passen Sie die Konsistenz an.
- In ein Glas gießen und servieren sofort .

Nährwert (pro Portion):

- Kalorien: 250
- Kohlenhydrate : 25 g
- Ballaststoffe: 8 g
- Eiweiß: 20g
- Fett : 8g
- Zucker: 10g

6. Haferflocken mit Walnüssen und Apfel

Zutaten :

- ½ Tasse grob geschnittener Hafer
- 1 Tasse Wasser oder ungesüßt Mandel Milch

- ½ kleine Apfel , gewürfelt
- 1 EL Walnüsse , gehackt
- 1 TL gemahlener Zimt
- 1 Teelöffel chia Samen (optional)

Anweisungen:

- Bringen Sie in einem kleinen Topf Wasser oder Mandeln Milch zum Kochen bringen .
- Fügen Sie den Stahlschnitt hinzu Hafer , Hitze reduzieren auf niedrig und immer noch 20-25 Minuten unter gelegentlichem Rühren köcheln lassen , bis die Haferflocken sind zart .
- Zimt unterrühren und mit Apfelwürfeln , gehackten Walnüssen und Chiasamen (falls verwendet).
- Warm servieren .

Nährwert (per Portion):

- Kalorien : 280
- Kohlenhydrate : 45 g
- Ballaststoffe: 8 g
- Protein : 7 g
- Fett : 9g
- Zucker: 10g

7. Gemüse Omelett mit Pilze und Sprach

Zutaten:

- 2 große Eier
- ¼ Tasse Pilze , in Scheiben geschnitten
- 1 Tasse frische Streusel
- 1 EL geriebener Parmesan Käse
- 1 Teelöffel lebendig Öl
- Salz und nach Geschmack würzen

Anleitung :

- Olivenöl erhitzen in einer beschichteten Pfanne über mittel Hitze .
- In Scheiben geschnitten hinzufügen Pilze und 3-4 Minuten anbraten , bis sie Feuchtigkeit abgeben und beginnen bräunen .
- Salz hinzufügen in die Pfanne und kochen für weitere 1-2 Minuten bis verwelkt .
- In einer kleinen Schüssel verquirlen Eier und gießen Sie in die Bratpfanne .
- Koch die Eier 2-3 Minuten köcheln lassen , dabei die Ränder mit einem Spachtel zu erlauben ungekochtes Ei zu fließen darunter .

- Bestreuen mit Parmesankäse , dann falten das Omelett in Hälfte und Koch für eine weitere Minute , bis es vollständig fest ist.
- Mit Salz würzen und pepper , und servieren .

Nährwert (per Portion):

- Kalorien : 230
- Kohlenhydrate: 4g
- Ballaststoffe: 2 g
- Eiweiß: 14g
- Fett: 17g
- Zucker: 1g

8. Griechisches Joghurtparfait mit Leinsamen und Erdbeeren

Zutaten:

- ¾ Tasse einfacher griechischer Joghurt (ungesüßt , 2% oder Vollfett)
- 1 EL gemahlene Leinsamen
- ½ Tasse frische Erdbeeren, in Scheiben geschnitten
- 1 EL ungesüßte, geriebene Kokosnüsse (optional)

- 1 TL Honig oder ein kalorienarmes Süßungsmittel (optional
)

Anleitung :

- In einer Schüssel oder Glas, schichten Sie die Griechischer
  Joghurt mit geschnittenen Erdbeeren .
- Bestreuen die Leinsamen und geriebene Kokosnuss (falls
  verwendet) auf oben .
- Nieselregen mit Honig oder Süßstoff , wenn erwünscht .
- servieren .

Nährwert (per Portion):

- Kalorien: 220
- Kohlenhydrate: 20g
- Ballaststoffe : 6 g
- Protein : 15 g
- Fett: 10g
- Zucker : 9 g

9. Vollkornwaffel mit Mandelbutter und Erdbeeren

Zutaten :

- 1 Vollkorn Waffel (im Laden gekauft oder hausgemacht)
- 1 EL Mandelbutter (oder Erdnussbutter)
- ½ Tasse frische Erdbeeren , in Scheiben geschnitten
- 1 Teelöffel Chiasamen (optional)
- 1 Teelöffel Honig (optional)

Anweisungen:

- Toast die Vollkorn Waffeln, bis sie knusprig sind .
- Verbreiten die Mandelbutter gleichmäßig über der Waffel.
- Mit geschnittenen Erdbeeren belegen und mit Chia bestreuen Samen .
- Nieselregen mit Honig wenn gewünscht , und dienen .

Nährwert (per Portion):

- Kalorien: 280
- Kohlenhydrate : 28 g
- Ballaststoffe: 7 g
- Eiweiß: 8g
- Fett : 16g
- Zucker : 7 g

10. Ferienhaus Käse mit Gurke und Sonnenblumenkernen

Zutaten:

- ¾ Tasse Hütte Käse (fettarm oder vollfett)
- ½ Gurke , gewürfelt
- 1 EL Sonnenblumenkerne
- Frischer Dill oder Schnittlauch (optional)
- Salz und Pfeffer dazu Geschmack

Anleitung :

- In einer Schüssel den Hüttenkäse mit gewürfelten Gurke .
- Sonnenblumenkerne darüber streuen oben .
- Nach Belieben mit frischem Dill oder Schnittlauch garnieren und würzen mit Salz und Pfeffer.
- Servieren gekühlt .

Ernährung Wert (per Portion):

- Kalorien: 210
- Kohlenhydrate: 8g
- Ballaststoffe : 2 g
- Eiweiß: 20g
- Fett : 10g

* Zucker: 4 g

11. Avocado und Cottage Käse auf Roggenbrot Toast

Zutaten :

* 1 Scheibe Roggen Brot (oder Vollkornbrot)
* ½ reife Avocado , zerdrückt
* ¼ Tasse Quark Käse (fettarm oder vollfett)
* 1 TL Zitronensaft
* Salz und rüper zu Geschmack
* Eine Prise rot rüper Flocken (optional)

Anleitung :

* Toasten Sie die Roggen Brot goldbraun und knusprig backen .
* Zerdrücken Sie die Avocado in eine Schüssel geben und unterrühren Zitronensaft , Salz und perper .
* Verbreiten Sie die zerdrückte Avocado auf dem Toast .
* Geben Sie den Hüttenkäse auf die Avocadoschicht .
* Bestreuen mit rot rüper Flocken , wenn gewünscht , und servieren.

Nährwert (pro Portion):

- Kalorien: 280

- Kohlenhydrate : 22 g

- Ballaststoffe : 7 g

- Protein : 11 g

- Fett : 18g

- Zucker: 2g

12. Chiasamenpudding mit Mandel Milch und Blaubeeren

Zutaten :

- 3 EL Chiasamen

- 1 Tasse ungesüßt Mandelmilch

- ½ Teelöffel Vanilleextrakt

- ½ Tasse frisch oder gefrorene Heidelbeeren

- 1 Teelöffel Honig oder Stevia (optional)

Anleitung :

- In einer Schüssel oder Glas, kombinieren Sie das Chia Samen , Mandelmilch und Vanille Auszug .

- Umrühren gut um sicherzustellen, dass Chiasamen sind gleichmäßig verteilt.

- Cover und im Kühlschrank aufbewahren für bei mindestens 4 Stunden oder über Nacht , so dass die chia Samen zu absorbieren die flüssig und bildet eine puddingartige Konsistenz.
- Mit Blaubeeren garnieren und süßen mit Honig oder Stevia , wenn erwünscht .
- servieren .

Ernährung Wert (pro Portion):

- Kalorien : 220
- Kohlenhydrate : 20 g
- Ballaststoffe : 12 g
- Eiweiß: 5g
- Fett : 11g
- Zucker : 8 g

13. Eiermuffins mit Gemüse und Käse

Zutaten:

- 4 große Eier
- ½ Tasse Paprika, gewürfelt
- ½ Tasse Spinat, gehackt
- ¼ Tasse gerieben Käse (Cheddar, Feta oder Käse nach Wahl)

- 1 EL Oliven Öl

- Salz und rüper schmecken

- Antihaftbeschichtung Spray oder Muffinförmchen

Anleitung :

- Ihren Backofen auf 350°F (175°C) vor und sprühen Sie einen Muffin Dose mit Antihaft- Spray oder Linie mit Muffinförmchen .

- In einer Bratpfanne erhitzen lebendig Öl über mittel Hitze und sautiert die gewürfelten Paprika und die Spinat für 3-4 Minuten bis weich .

- In einer Schüssel verquirlen die Eier und Gewürze mit Salz und Pfeffer .

- Fügen Sie hinzu sautiert Gemüse und Käse zum Eiermischung hinzufügen und verrühren .

- Gießen die Mischung gleichmäßig in die Muffins Blechfächer .

- Backen für 15-20 Minuten bis die Eiermuffins sind setzen und leicht golden .

- Warm servieren oder speichern in der Kühlschrank für einen schnellen Frühstück zum Mitnehmen .

Nährwerte (pro Portion, 2 Muffins):

- Kalorien: 180

- Kohlenhydrate : 3g
- Ballaststoffe : 1 g
- Eiweiß: 13g
- Fett : 12g
- Zucker : 1 g

1 4. Smoothie Bowl mit Spinat, Avocado und Proteinpulver

Zutaten :

- 1 Tasse ungesüßte Mandelmilch
- ½ Reif Avocado
- 1 Tasse frische Streusel
- ½ gefroren Banane
- 1 Tasse pflanzlich oder Molkenprotein Pulver (Vanille oder ohne Geschmack)
- 1 EL Chiasamen
- ¼ Tasse frisch Beeren zum Garnieren (optional)

Anleitung :

- In einem Mixer Mandelmilch , Avocado , Spinat, gefrorene Banane , Protein Pulver und Chia Samen .
- Mischung bis glatt und cremig.

- Gießen die glatt in eine Schüssel geben und mit frischen Beeren oder anderen Toppings nach Wahl.
- Servieren sofort .

Nährwert (pro Portion):

- Kalorien : 300
- Kohlenhydrate : 24 g
- Ballaststoffe : 10 g
- Protein : 20 g
- Fett : 16g
- Zucker: 10g

15. Zucchini und Feta Frühstück Frittata

Zutaten:

- 4 große Eier
- 1 kleine Zucchini , gerieben
- ¼ Tasse Fetakäse , zerbröckelt
- 1 TL Olivenöl
- 2 EL frische Petersilie , gehackt (optional)
- Salz und Pfeffer dazu Geschmack

Anweisungen:

- Den Backofen vorheizen auf 350°F (175°C).

- Hitze die Olivenöl in eine ofenfest Bratpfanne über mittel Hitze .

- Fügen Sie hinzu geriebene Zucchini und kochen für 2-3 Minuten bis es Feuchtigkeit abgibt und weich wird.

- In einer Schüssel die Eier verquirlen , dann rühren Den zerbröselten Fetakäse , Petersilie, Salz und Pfeffer dazugeben .

- Gießen die Eimischung in die Pfanne mit den Zucchini und vorsichtig umrühren zu kombinieren .

- 2-3 Minuten kochen lassen die Herdplatte , dann übertragen Sie die Pfanne zum Ofen .

- Backen Sie für 10-12 Minuten oder bis die Frittata ist vollständig Set und golden An oben .

- Servieren warm .

Ernährung Wert (pro Portion):

- Kalorien : 240

- Kohlenhydrate: 5g

- Ballaststoffe: 2 g

- Eiweiß: 15g

- Fett : 18g

- Zucker : 2 g

KAPITEL VIER

Diabetikerdiät nach 60

Mittagessenrezepten

16: Gegrillt Hühnchen und Avocado Salat

Zutaten :

- 4 Unzen gegrilltes Hähnchen Brust
- 1/2 Avocado , gewürfelt
- 1 Tasse gemischt Grüns
- 1/2 Tasse Kirschtomaten, halbiert
- 1/4 Tasse zerbröckelter Feta Käse (optional)
- 1 EL Olivenöl
- 1 TL Zitrone Saft
- Salz und rüper schmecken

Anweisungen:

- Kombinieren Sie gemischtes Grünzeug , Kirschtomaten und gewürfelt Avocado in einer Schüssel .
- Top mit gegrillter Hähnchenbrust.
- Nieselregen Olivenöl und Zitrone Saft .

- Mit Fetakäse bestreuen wenn erwünscht .

Ernährung Wert (pro Portion):

- Kalorien : 340

- Eiweiß: 37g

- Fett : 17g

- Gesättigtes Fett: 3,5 g

- Kohlenhydrate : 10 g

- Ballaststoffe : 7 g

- Zucker : 5 g

- Natrium : 250 mg

17: Quinoa und schwarze Bohnen Schüssel

Zutaten :

- 1/2 Tasse gekochter Quinoa

- 1/2 Tasse gekocht schwarze Bohnen

- 1/2 Tasse geröstet Glocke Paprika , gewürfelt

- 1/4 Tasse gehackter frischer Cilantro

- 2 EL Olivenöl

- 1 Teelöffel Limette Saft

- Salz und Pfeffer nach Geschmack

Anleitung :

- Mischen Sie gekochten Quinoa und schwarze Bohnen in einer Schüssel .
- Geröstete hinzufügen Paprika und gehopst silantro .
- Nieselregen lebendig Öl und Limettensaft .

Nährwert (per Portion):

- Kalorien: 400
- Eiweiß: 15g
- Fett : 10g
- Gesättigtes Fett: 1g
- Kohlenhydrate: 60g
- Ballaststoffe : 10 g
- Zucker : 5 g
- Natrium: 200 mg

18: Gebackener Lachs mit Geröstetes Gemüse

Zutaten :

- 4 Unzen Lachsfilet
- 1 Tasse gemischt Gemüse (Brokkoli , Karotten, Zucchini)
- 2 EL lebendig Öl
- Salz und Pfeffer dazu Geschmack

Anleitung :

- Backofen vorheizen bis 400°F (200°C).
- Den Lachs mit Salz und Pfeffer würzen .
- Backen Sie den Lachs 12–15 Minuten lang .
- Gemüse mit Olivenöl vermischen und Braten in die Ofen für 15–20 Minuten.

Ernährung Wert (pro Portion):

- Kalorien : 240
- Eiweiß: 35g
- Fett : 12g
- Gesättigt Fett : 2g
- Kohlenhydrate : 0g
- Ballaststoffe : 5 g
- Zucker : 0g
- Natrium: 150 mg

19: Linsensuppe

Zutaten :

- 1 Tasse gekochte Linsen
- 1 Tasse Gemüse Brühe
- 1/2 Tasse gewürfeltes Gemüse (Zwiebeln, Karotten , Sellerie)
- 1 TL getrockneter Thymian

- 1 EL Oliven Öl

- Salz und Peppep nach Geschmack

Anleitung :

- Anbraten Zwiebeln , Karotten und Sellerie in lebendig Öl .

- Linsen , Gemüsebrühe und Thymian hinzufügen .

- Köcheln lassen, bis das Gemüse sind zart .

Ernährung Wert (per Portion):

- Kalorien : 400

- Protein : 18 g

- Fett : 10g

- Gesättigtes Fett : 1 g

- Kohlenhydrate: 60g

- Ballaststoffe : 10 g

- Zucker : 5 g

- Natrium : 400 mg

20: Türkei und Avocado Wrap

Zutaten:

- 1 Vollkorn Tortilla

- 2 Unzen in Scheiben geschnitten Truthahn Brust

- 1/2 Avocado, in Scheiben geschnitten

- 1 Tasse gemischt Grüns
- 1/4 Tasse in Scheiben geschnitten Gurke
- 1 EL Hummus

Anleitung :

- Verteilen Sie Hummus auf dem Tortilla .
- Schicht Putenaufschnitt , Avocado , gemischtes Blattgemüse und Gurke.
- Rollen Sie die Wickel .

Ernährung Wert (pro Portion):

- Kalorien: 320
- Protein : 30 g
- Fett : 10g
- Gesättigt Fett : 2g
- Kohlenhydrate: 30g
- Ballaststoffe: 10 g
- Zucker : 5 g
- Natrium: 350 mg

21: Sprach und mit Feta gefülltes Hähnchen Brust

Zutaten:

- 4 Unzen Hähnchenbrust ohne Knochen

- 1/4 Tasse gehopst frisch sprinach

- 1/4 Tasse zerbröckelter Fetakäse

- 1 Teelöffel lebendig Öl

- 1 TL Zitronenschale

- Salz und rüper zu Geschmack

Anleitung :

- Den Ofen auf 190 °C (375 °F) vorheizen .

- Mischen Sie Spinat und Feta- Käse.

- Füllen Sie die Hähnchenbrust mit der Mischung .

- Olivenöl beträufeln und Zitrone darüber streuen Lebensfreude .

- 25–30 Minuten backen .

Nährwert (pro Portion):

- Kalorien: 260

- Protein : 35 g

- Fett : 10g

- Gesättigt Fett : 3g

- Kohlenhydrate : 0g

- Ballaststoffe : 5 g

- Zucker: 0g

- Natrium : 200 mg

22: Geröstetes Gemüse und Braun Reisschüssel

Zutaten :

- 1/2 Tasse gekochter brauner Reis
- 1 Tasse gemischte geröstete Gemüse (Süßkartoffeln , Rosenkohl , rot Zwiebeln)
- 2 EL lebendig Öl
- 1 Teelöffel Zitronensaft
- Salz und Pfeffer nach Geschmack

Anleitung :

- Vorheizen Ofen auf 425°F (220°C).
- Werfen Gemüse mit Olivenöl und 20–25 Minuten rösten .
- Servieren über braun Reis .

Nährwert (pro Portion):

- Kalorien : 380
- Protein : 5 g
- Fett: 10g
- Gesättigt Fett : 1g
- Kohlenhydrate : 60 g
- Ballaststoffe: 10 g

- Zucker : 5 g

- Natrium: 200 mg

23: Gegrillter Truthahn und Gurkensandwich

Zutaten :

- 2 Unzen in Scheiben geschnitten Truthahn Brust

- 1/2 Tasse in Scheiben geschnitten Gurke

- 1/4 Tasse geschnittene Paprika

- 1 Vollkorn Brot Scheibe

- 1 EL Hummus

Anleitung :

- Hummus auf Brot verteilen .

- Schichten Sie Putenaufschnitt , Gurke und Paprika ein.

- Aufschlag.

Ernährung Wert (per Portion):

- Kalorien : 280

- Protein : 30 g

- Fett : 8g

- Gesättigt Fett : 2g

- Kohlenhydrate : 30 g

- Ballaststoffe: 10 g

- Zucker: 5g
- Natrium: 300 mg

24: Linsen und Gemüse Eintopf

Zutaten :

- 1 Tasse gekocht Linsen
- 1 Tasse gemischt Gemüse (Karotten , Zucchini , grüne Bohnen)
- 2 Tassen Gemüsebrühe
- 1 TL getrockneter Thymian
- 1 EL Olivenöl
- Salz und nach Geschmack würzen

Anleitung :

- Zwiebeln anbraten und Knoblauch in Olivenöl Öl .
- Gemüse , Brühe und Thymian hinzufügen .
- Köcheln lassen, bis das Gemüse weich ist .

Nährwert (pro Portion) :

- Kalorien : 400
- Protein : 18 g
- Fett : 10g
- Gesättigt Fett : 1g

- Kohlenhydrate : 60 g

- Ballaststoffe: 10 g

- Zucker : 5 g

- Natrium : 400 mg

25: Quesadilla mit Hühnchen und Pilze

Zutaten:

- 1 Vollkorntortilla

- 2 Unzen zerkleinertes gekochtes Hühnchen

- 1/2 Tasse sautierte Pilze

- 1/4 Tasse zerkleinert , fettarm Käse

- 1 EL lebendig Öl

Anleitung :

- Anbraten Pilze in Olivenöl .

- und Pilze mischen .

- Die Mischung auf die Tortilla geben und nach oben mit Käse.

- Falten und in einer Pfanne kochen bis Crispry und geschmolzen .

Ernährung Wert (per Portion):

- Kalorien: 320

- Protein : 30 g

- Fett: 12g

- Gesättigt Fett : 3g

- Kohlenhydrate: 25g

- Ballaststoffe : 5 g

- Zucker: 5g

- Natrium : 300 mg

26: Huhn und Brokkoli Frittata

Zutaten :

- 2 Eier

- 1/2 Tasse gewürfeltes gekochtes Huhn

- 1/2 Tasse gedämpfte Brokkoliröschen

- 1/4 Tasse geschreddert fettreduzierter Cheddar - Käse

- 1 TL Oliven Öl

- Salz und Pfeffer dazu Geschmack

Anweisungen:

- Eier verquirlen und mit Salz würzen und Pfeffer.

- Fügen Sie gewürfeltes Hühnchen, Brokkoli und Käse hinzu

  .

- In eine gefettete Bratpfanne und kochen , bis es fest ist .

Ernährung Wert (pro Portion):

- Kalorien: 220
- Protein : 25 g
- Fett : 12g
- Gesättigt Fett : 3g
- Kohlenhydrate: 5g
- Ballaststoffe: 5 g
- Zucker : 5 g
- Natrium: 200 mg

27: Gegrillte Garnelen und Ananas Salat

Zutaten:

- 4 Unzen gegrillte Garnelen
- 1 Tasse gemischtes Grün
- 1/2 Tasse gewürfelte Ananas
- 1/4 Tasse gehopst Pecannüsse
- 2 EL Oliven Öl
- 1 TL Limette Saft
- Salz und rüper zu Geschmack

Anweisungen:

- Mischen Sie gemischtes Grünzeug , Ananas und gehackte Pekannüsse .
- Mit gegrillten Garnelen belegen .
- Nieselregen lebendig Öl und Limettensaft .

Ernährung Wert (per Portion):

- Kalorien : 280
- Eiweiß: 30g
- Fett : 15g
- Gesättigte Fettsäuren: 2 g
- Kohlenhydrate : 10 g
- Ballaststoffe : 5 g
- Zucker : 10g
- Natrium: 200 mg

28: Türkei und Avocado Salat Wrap

Zutaten :

- 1 Ganzes Weizen Tortilla
- 2 Unzen Putenaufschnitt Brust
- 1/2 Avocado , in Scheiben geschnitten
- 1 Tasse gemischt Grüns
- 1/4 Tasse geschnittene Gurke
- 1 EL Hummus

Anleitung :

- Hummus darauf verteilen Tortilla .

- Schichten Sie Putenaufschnitt, Avocado, gemischtes Gemüse und Gurke .

- Rollen Sie die Wickel .

Nährwert (per Portion):

- Kalorien : 320

- Protein : 30 g

- Fett: 10g

- Gesättigte Fettsäuren: 2 g

- Kohlenhydrate : 30 g

- Ballaststoffe : 10 g

- Zucker: 5g

- Natrium : 300 mg

29: Gemüse und Bohnen - Chili

Zutaten :

- 1 Tasse gekochte schwarze Bohnen

- 1 Tasse gemischtes Gemüse (Paprika , Zwiebeln , Karotten)

- 2 Tassen Gemüsebrühe

- 1 Teelöffel getrockneter Kreuzkümmel

* 1 EL lebendig Öl

* Salz und Peppep nach Geschmack

Anleitung :

* Anbraten Zwiebeln und Knoblauch in Olivenöl .

* Fügen Sie Gemüse , Bohnen , Brühe und Kreuzkümmel .

* Köcheln lassen, bis das Gemüse gar ist zart .

Nährwert (per Portion):

* Kalorien: 400

* Eiweiß: 20g

* Fett: 10g

* Gesättigt Fett : 1g

* Kohlenhydrate : 60 g

* Ballaststoffe : 10 g

* Zucker: 5g

* Natrium: 400 mg

30: Gebackener Kabeljau mit Zitrone und Kräuter

Zutaten :

* 4 Unzen Kabeljaufilet

- 2 EL Olivenöl

- 1 Teelöffel Zitrone Lebensfreude

- 1 Teelöffel gehackt frisch Petersilie

- Salz und Pfeffer nach Geschmack

Anweisungen:

- Vorheizen Ofen bis 400°F (200°C).

- Mischen Sie Olivenöl , Zitrone Schale und Petersilie .

- Die Mischung auftragen Kabeljau- Filet.

- Backen für 12–15 Minuten .

Nährwert (pro Portion):

- Kalorien : 240

- Protein : 35 g

- Fett : 12g

- Gesättigt Fett : 2g

- Kohlenhydrate: 0g

- Ballaststoffe: 5 g

- Zucker: 0g

- Natrium : 150 mg

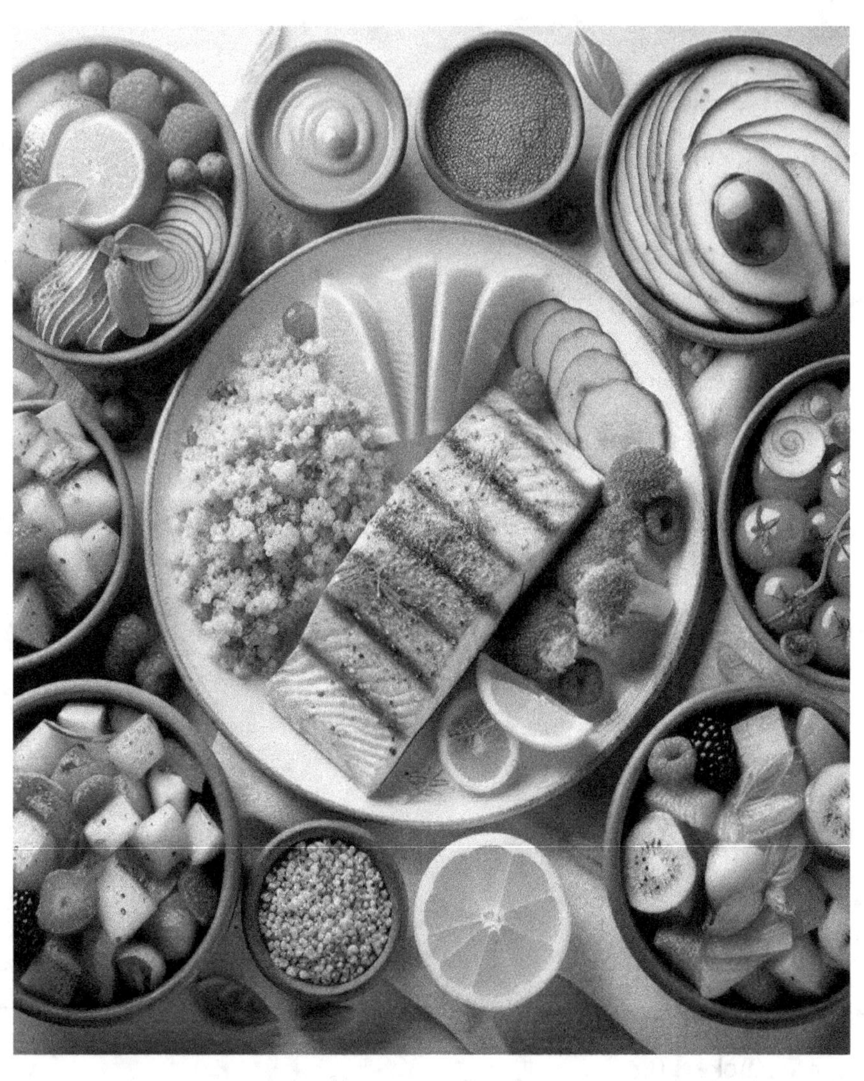

KAPITEL FÜNF

Diabetikerdiät nach 60

Abendessenrezepten

31: Gebacken Huhn Brust mit geröstetem Gemüse

Zutaten:

- 4 Unzen Hähnchenbrust ohne Knochen
- 1 Tasse gemischtes Gemüse (Rosenkohl , Karotten , Süßkartoffeln)
- 2 EL Olivenöl
- 1 Teelöffel getrocknet Thymian
- Salz und Pfeffer zu Geschmack

Anleitung :

- Vorheizen Ofen auf 400°F (200°C).
- Hähnchen würzen mit Thymian , Salz und Gewürze .
- Backen Sie das Hähnchen 20–25 Minuten lang .
- Werfen Gemüse mit lebendig Öl und 20–25 Minuten im Ofen rösten .

Nährwert (per Portion):

- Kalorien : 280
- Protein : 35 g
- Fett : 10g
- Gesättigtes Fett : 2 g
- Kohlenhydrate : 10 g
- Ballaststoffe: 5 g
- Zucker : 5 g
- Natrium: 200 mg

32: Gegrillt Lachs mit Quinoa und gedünstetem Spargel

Zutaten :

- 4 Unzen Lachsfilet
- 1/2 Tasse gekocht uinoa
- 1 Tasse gedünsteter Spargel
- 2 EL Olivenöl
- 1 Teelöffel Zitronensaft
- Salz und nach Geschmack würzen

Anleitung :

- Grill vorheizen auf mittelhoch Hitze .

- Grill Lachs 4–6 Minuten pro Seite braten .

- Kochen Sie uinoa gemäß Packungsanleitung .

- Spargel dünsten , bis er weich ist .

Ernährung Wert (pro Portion):

- Kalorien: 320

- Protein : 35 g

- Fett : 15g

- Gesättigte Fettsäuren: 2 g

- Kohlenhydrate : 20 g

- Ballaststoffe : 5 g

- Zucker : 5 g

- Natrium : 200 mg

33: Linsen und Gemüseeintopf

Zutaten :

- 1 Tasse gekochte Linsen

- 1 Tasse gemischt Gemüse (Karotten, Zucchini , Grün) . Bohnen)

- 2 Tassen Gemüsebrühe

- 1 TL getrocknete Rosmarin

- 1 EL Olivenöl

- Salz und Pfeffer nach Geschmack

Anleitung :

- Anbraten Zwiebeln und Knoblauch in lebendig Öl .

- Linsen , Gemüse , Brühe und Rosmarin hinzufügen .

- Simmer bis Gemüse ist zart.

Ernährung Wert (pro Portion):

- Kalorien: 400

- Protein : 20 g

- Fett : 10g

- Gesättigt Fett : 1g

- Kohlenhydrate : 60 g

- Ballaststoffe : 10 g

- Zucker: 5g

- Natrium : 400 mg

34: Gegrillt Türkei Burger mit Avocado und Salat

Zutaten :

- 4 Unzen mageres Truthahnburger

- 1/2 Avocado, in Scheiben geschnitten

- 1 Tasse Salatblätter

- 1 Tomate Scheibe

- 1 Vollkornbrötchen
- 1 EL Oliven Öl

Anleitung :

- Grill auf mittlere bis hohe Hitze vorheizen .
- Putenburger 4-6 Minuten grillen per Seite .
- Burger mit Avocado , Salat und Tomate .

Ernährung Wert (pro Portion):

- Kalorien : 360
- Protein : 30 g
- Fett : 15g
- Gesättigt Fett : 3g
- Kohlenhydrate : 30 g
- Ballaststoffe : 10 g
- Zucker : 5 g
- Natrium: 300 mg

35: Hühnchen und Gemüsepfanne

Zutaten :

- 4 Unzen ohne Knochen Hähnchenbrust
- 1 Tasse gemischtes Gemüse (Brokkoli , Paprika , Zwiebeln
)

- 2 EL Oliven Öl

- 1 Teelöffel Sousauce (natriumarm)

- 1 TL Knoblauch Pulver

- Salz und Pfeffer dazu Geschmack

Anleitung :

- Hitze lebendig Öl in einer Bratpfanne .

- Koch Huhn und Gemüse , bis es weich ist .

- Umrühren in Sojasauce und Knoblauchpulver.

Nährwert (per Portion):

- Kalorien: 280

- Protein : 35 g

- Fett : 10g

- Gesättigtes Fett : 2 g

- Kohlenhydrate : 10 g

- Ballaststoffe: 5 g

- Zucker: 5g

- Natrium: 250 mg

36: Garnelen und Gemüse Spieße mit Quinoa

Zutaten :

- 4 Unzen Garnelen

- 1 Tasse gemischt Gemüse (Zucchini , Glocke Paprika , Zwiebeln)

- 1/2 Tasse gekocht uinoa

- 2 EL Olivenöl

- 1 Teelöffel Zitrone Saft

- Salz und Pfeffer nach Geschmack

Anweisungen:

- Vorheizen Grill zu mittlere bis hohe Hitze.

- Abwechselnd Garnelen und Gemüse auf Spieße .

- 8–10 Minuten grillen .

- Servieren mit Quinoa.

Ernährung Wert (per Portion):

- Kalorien: 320

- Protein : 30 g

- Fett : 12g

- Gesättigtes Fett : 2 g

- Kohlenhydrate: 25g

- Ballaststoffe: 5 g

- Zucker : 5 g

- Natrium : 200 mg

37: Gebackener Kabeljau mit gerösteten Süßkartoffeln und Grüne Bohnen

Zutaten :

- 4 Unzen cod Filet
- 1 mittel süß Kartoffel
- 1 Tasse grüne Bohnen
- 2 EL lebendig Öl
- 1 Teelöffel getrocknet Thymian
- Salz und Pfeffer nach Geschmack

Anleitung :

- Vorheizen Ofen bis 400°F (200°C).
- Saisoncode mit Thymian , Salz und Gewürze .
- Backen cod für 12–15 Minuten.
- Werfen Süßkartoffeln und grüne Bohnen mit Olivenöl bestreuen und im Ofen 20–25 Minuten rösten.

Nährwert (pro Portion):

- Kalorien: 280
- Protein : 35 g
- Fett : 10g
- Gesättigt Fett : 2g

- Kohlenhydrate : 20 g

- Ballaststoffe : 5 g

- Zucker : 5 g

- Natrium : 200 mg

38: Hühnchen -Pilz-Risotto

Zutaten :

- 4 Unzen ohne Knochen Huhn Brust

- 1 Tasse gemischte Pilze

- 1/2 Tasse gekocht braun Reis

- 2 Tassen Gemüse Brühe

- 1 Teelöffel getrocknet Petersilie

- 1 EL lebendig Öl

- Salz und rüper zu Geschmack

Anleitung :

- Hitze lebendig Öl in einer Bratpfanne .

- Hühnchen kochen und Pilze bis zart .

- Brühe und gekochten Reis hinzufügen .

- Petersilie unterrühren .

Ernährung Wert (pro Portion):

- Kalorien : 360

- Protein : 30 g

- Fett : 15g

- Gesättigtes Fett : 3 g

- Kohlenhydrate : 35 g

- Ballaststoffe : 5 g

- Zucker : 5 g

- Natrium : 300 mg

39: Gegrillte Hähnchenbrust mit Geröstet Rosenkohl und Süßkartoffeln

Zutaten :

- 4 Unzen Hähnchenbrust ohne Knochen

- 1 Tasse Rosenkohl Sprossen

- 1 mittel Süßkartoffel

- 2 EL Olivenöl

- 1 TL getrocknete Thymian

- Salz und Pfeffer nach Geschmack

Anleitung :

- Grill auf mittlere bis hohe Hitze vorheizen Hitze .

- Grill Hähnchen pro Seite 5–7 Minuten braten .

- Werfen Brüssel Sprossen und süß Kartoffeln mit Olivenöl und Braten in die Ofen für 20–25 Minuten .

Ernährung Wert (per Portion):

- Kalorien : 280
- Protein : 35 g
- Fett : 10g
- Gesättigt Fett : 2g
- Kohlenhydrate : 20 g
- Ballaststoffe : 5 g
- Zucker : 5 g
- Natrium : 200 mg

40: Türkei und Gemüsefrikadellen mit Ganzes Weizennudeln

Zutaten :

- 4 Unzen mageres Putenfleisch
- 1 Tasse gemischt Gemüse (Zwiebeln , Karotten, Zucchini)
- 1/2 Tasse Vollkornnudeln
- 2 EL Oliven Öl
- 1 TL getrocknetes Basilikum
- Salz und nach Geschmack würzen

Anleitung :

- Vorheizen Ofen auf 400°F (200°C).

- Mischen Sie Truthahn, Gemüse und Basilikum .

- Form Fleischbällchen und 15–20 Minuten backen .

- Nudeln nach Packungsanweisung kochen.

Nährwert (per Portion):

- Kalorien: 360

- Protein : 30 g

- Fett : 15g

- Gesättigt Fett : 3g

- Kohlenhydrate : 35 g

- Ballaststoffe: 5 g

- Zucker : 5 g

- Natrium: 300 mg

41: In der Pfanne gebratenes Hähnchen Brust mit Zitrone und Kräuter

Zutaten:

- 4 Unzen Hähnchenbrust ohne Knochen

- 2 EL lebendig Öl

- 1 Teelöffel Zitrone Lebensfreude

- 1 Teelöffel gehopst frisch Rosmarin
- Salz und Pfeffer nach Geschmack

Anweisungen:

- Olivenöl erhitzen in einer Bratpfanne .
- Saison Hähnchen mit Zitronenschale, Rosmarin , Salz und Pfeffer .
- Koch Huhn für 5-7 Minuten per Seite .

Ernährung Wert (pro Portion):

- Kalorien : 240
- Protein : 35 g
- Fett: 10g
- Gesättigtes Fett : 2 g
- Kohlenhydrate : 0g
- Ballaststoffe : 5 g
- Zucker : 0g
- Natrium : 200 mg

42: Gebackener Lachs mit Quinoa und Gedämpft Brokkoli

Zutaten :

- 4 Unzen Lachsfilet

- 1/2 Tasse gekocht uinoa

- 1 Tasse gedünsteter Brokkoli

- 2 EL Olivenöl

- 1 TL Zitronensaft

- Salz und nach Geschmack würzen

Anleitung :

- Vorheizen Ofen auf 400°F (200°C).

- Lachs mit Salz und Pfeffer würzen.

- Lachs backen für 12–15 Minuten .

- Quinoa nach Belieben kochen zu Paket Anleitung .

Nährwert (pro Portion):

- Kalorien: 320

- Protein : 35 g

- Fett : 15g

- Gesättigtes Fett : 2 g

- Kohlenhydrate : 20 g

- Ballaststoffe : 5 g

- Zucker : 5 g

- Natrium : 200 mg

43: Türkei und Gemüsepfanne mit Braun Reis

Zutaten :

- 4 Unzen mageres Truthahn Brust
- 1 Tasse gemischt Gemüse (Glocke Kartoffeln , Zwiebeln , Karotten)
- 1/2 Tasse gekocht braun Reis
- 2 EL Olivenöl
- 1 TL Sojasauce (natriumarm)
- Salz und rüper zu Geschmack

Anleitung :

- Hitze Olivenöl in einer Pfanne erhitzen .
- Koch Truthahn und Gemüse bis es weich ist .
- Umrühren in soso Soße .

Ernährung Wert (per Portion):

- Kalorien : 360
- Protein : 30 g
- Fett: 15g
- Gesättigtes Fett : 3 g
- Kohlenhydrate: 35g
- Ballaststoffe : 5 g

- Zucker : 5 g
- Natrium: 300 mg

44: Gegrillte Garnelen und Gemüsespieße mit Chimichurri -Sauce

Zutaten :

- 4 Unzen Garnelen
- 1 Tasse gemischtes Gemüse (Zucchini , Bell Paprika , Zwiebeln)
- 1/4 Tasse Chimhurri -Sauce (fettarm)
- 2 EL Olivenöl
- Salz und Pfeffer nach Geschmack

Anleitung :

- Vorheizen Grill zu mittelhoch Hitze .
- Alternative Garnelen und Gemüse An Spieße .
- Grill für 8–10 Minuten.
- Mit Chimhurri- Sauce servieren .

Nährwert (per Portion):

- Kalorien : 280
- Eiweiß: 30g

- Fett: 12g

- Gesättigtes Fett : 2 g

- Kohlenhydrate : 10 g

- Ballaststoffe: 5 g

- Zucker : 5 g

- Natrium : 200 mg

45: Hähnchen-Pilz- Crèam Nudeln

Zutaten :

- 4 Unzen ohne Knochen Hähnchenbrust

- 1 Tasse gemischt Pilze

- 1/2 Tasse Ganzes Weizen rasta

- 2 EL Olivenöl

- 1 TL getrockneter Thymian

- 1/4 Tasse fettarme Sahne

- Salz und rüper zu Geschmack

Anweisungen:

- Olivenöl in einer Pfanne erhitzen .

- Kochen Sie Huhn und Pilze bis zart .

- Fügen Sie gekochte Nudeln, Thymian und Sahne hinzu .

- Umrühren bis kombiniert .

Ernährung Wert (pro Portion):

- Kalorien: 380

- Protein : 30 g

- Fett : 18g

- Gesättigtes Fett : 4 g

- Kohlenhydrate : 35 g

- Ballaststoffe: 5 g

- Zucker: 5g

- Natrium : 300 mg

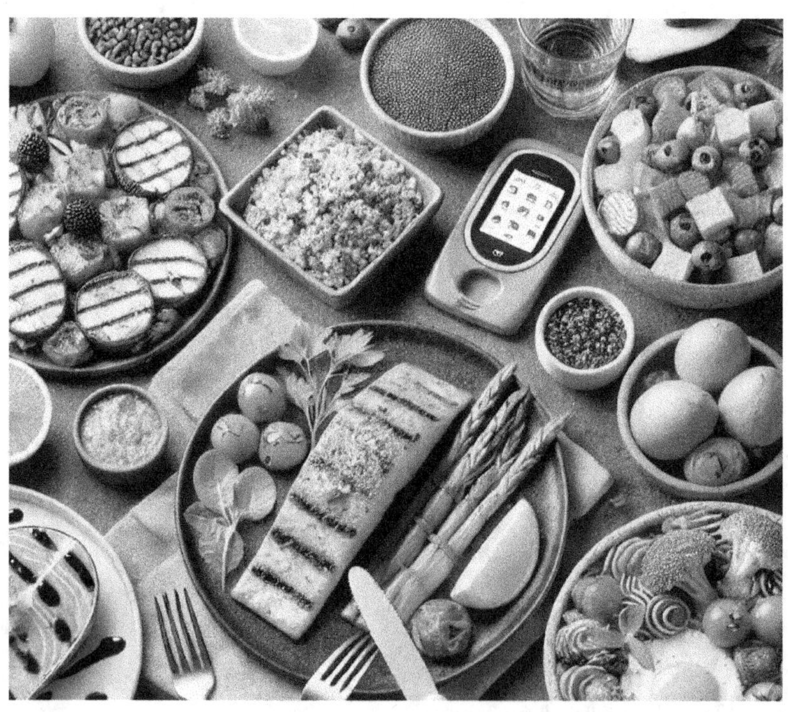

KAPITEL SECHS

Diabetikerdiät nach 60 Snack-/Dessertrezepte

46: Frischer Obst- und Mandelsalat

Zutaten:

* 1 Tasse gemischtes frisches Obst (Erdbeeren, Blaubeeren, Weintrauben)
* 1 Unze Mandeln
* 1 EL Honig (niedrig-glykämisch)

Anweisungen:

* Kombinieren frisches Obst und Mandeln in einer Schüssel .
* Mit Schatz .

Nährwert (pro Portion):

* Kalorien: 150
* Protein : 4 g
* Fett : 8g
* Gesättigtes Fett: 1g

- Kohlenhydrate: 20g

- Ballaststoffe: 4 g

- Zucker: 15g

- Natrium: 50 mg

47: Griechisch Joghurt mit Beeren und Walnüssen

Zutaten:

- 6 Unzen griechischer Joghurt (fettarm)
- 1/2 Tasse gemischt Beeren (Heidelbeeren , Himbeeren, Brombeeren)
- 1 Unze gehackte Walnüsse

Anleitung :

- Kombinieren Sie Joghurt, Beeren und Walnüsse in einer Schüssel .

Nährwert (per Portion):

- Kalorien: 200
- Protein : 15 g
- Fett : 10g
- Gesättigt Fett : 2g

- Kohlenhydrate : 20 g

- Ballaststoffe : 4 g

- Zucker: 15g

- Natrium: 50 mg

48: In dunkle Schokolade getauchte Aprikosen

Zutaten :

- 4 getrocknet Aprikosen

- 1 Unze dunkle Schokolade (70 % Kakao)

Anweisungen:

- Schokolade in einer mikrowellengeeigneten Schüssel schmelzen .

- Aprikosen eintauchen in geschmolzen Schokolade .

- Im Kühlschrank aufbewahren bis setzen .

Ernährung Wert (pro Portion):

- Kalorien : 120

- Protein : 2 g

- Fett : 8g

- Gesättigtes Fett : 1 g

- Kohlenhydrate : 20 g

- Ballaststoffe : 4 g

- Zucker : 15 g

- Natrium : 0 mg

49 : Bratäpfel mit Zimt und Haferflocken

Zutaten :

- 2 Äpfel

- 1/4 Tasse gerollt Hafer

- 1 Teelöffel Zimt

- 1 EL Honig (mit niedrigem Blutzuckerspiegel)

Anleitung :

- Vorheizen Ofen auf 190 °C (375 °F) vorheizen .

- Kern Äpfel und füllen Sie mit Hafer, Zimt und Schatz .

- Backen für 20–25 Minuten .

Ernährung Wert (per Portion):

- Kalorien : 150

- Eiweiß: 2g

- Fett : 2g

- Gesättigtes Fett: 0g

- Kohlenhydrate : 35 g

- Ballaststoffe : 6 g

- Zucker : 20g

- Natrium: 0mg

50: Energiebällchen ohne Backen

Zutaten :

- 2 EL Haferflocken
- 2 EL Mandel Butter
- 1 EL Honig (mit niedrigem Blutzuckerspiegel)
- 1/4 Tasse gehackte Nüsse (Mandeln oder Walnüsse)

Anleitung :

- Kombinieren Sie Hafer, Mandeln Butter und Honig in einer Schüssel.
- Gut verrühren.
- Kugeln rollen und kühlen bis setzen .

Nährwert (pro Portion):

- Kalorien : 120
- Eiweiß: 4g
- Fett : 8g
- Gesättigt Fett : 1g
- Kohlenhydrate : 15 g
- Ballaststoffe : 4 g
- Zucker : 10g

* Natrium : 50 mg

51: Zitrus- und Ingwer-Muffins

Zutaten:

* 1 Tasse Ganzes Weizenmehl
* 1/2 Tasse ungesüßt Apfelmus
* 1/4 Tasse Honig (mit niedrigem Blutzuckerspiegel)
* 1/4 Tasse gehackte Walnüsse
* 1 Teelöffel gerieben Ingwer
* 1/2 Tasse gemischte Trus Schale (Orange , Zitrone , Limette)

Anleitung :

* Vorheizen Ofen auf 190 °C (375 °F).
* Mischen Zutaten in einer Schüssel .
* In Muffinbleche verteilen .
* Backen für 20–25 Minuten .

Ernährung Wert (per Portion):

* Kalorien : 180
* Eiweiß: 4g
* Fett: 8g
* Gesättigtes Fett : 1 g

- Kohlenhydrate : 30 g

- Ballaststoffe: 4 g

- Zucker : 15 g

- Natrium : 100 mg

52: Schokoladen- Chia- Samenpudding

Zutaten:

- 1/2 Tasse Chiasamen

- 1 Tasse ungesüßte Mandeln Milch

- 2 EL ungesüßt sosoa Pulver

- 1 TL Vanilleextrakt

- 1 EL Honig (mit niedrigem Blutzuckerspiegel)

Anleitung :

- Mischen Sie Chiasamen, Mandeln Milch , Kakaopulver und Vanilleextrakt in einer Schüssel .

- Im Kühlschrank aufbewahren. bis setzen .

- Mit Honig bestreuen .

Nährwert (per Portion):

- Kalorien : 150

- Eiweiß: 5g

- Fett: 8g

* Gesättigtes Fett: 1g

* Kohlenhydrate : 25 g

* Ballaststoffe : 10 g

* Zucker : 10g

* Natrium: 50 mg

53 : Geröstet Birnen mit Zimt und Joghurt

Zutaten :

* 2 Birnen

* 1/4 Tasse Griechisch Joghurt (fettarm)

* 1 Teelöffel Zimt

* 1 EL Honig (mit niedrigem Blutzuckerspiegel)

Anleitung :

* Vorheizen Ofen auf 400°F (200°C).

* Kern Birnen schälen und 20–25 Minuten rösten .

* Mit Joghurt , Zimt und Schatz .

Nährwert (pro Portion):

* Kalorien : 150

* Protein : 10 g

* Fett : 2g

* Gesättigtes Fett: 0g

- Kohlenhydrate : 35 g

- Ballaststoffe : 6 g

- Zucker : 20g

- Natrium : 50 mg

54 : Haferflocken- Rosinen Kekse

Zutaten :

- 1 Tasse gerollt Hafer

- 1/2 Tasse Vollkornmehl

- 1/4 Tasse ungesüßt Apfelmus

- 1/4 Tasse Honig (mit niedrigem Blutzuckerspiegel)

- 1/4 Tasse gehackte Walnüsse

- 1/4 Tasse Rosinen

Anleitung :

- Den Ofen auf 190 °C (375 °F) vorheizen .

- Mischen Zutaten in eine Schüssel geben .

- Kommen Sie vorbei auf Backen Blatt .

- Backen für 10–12 Minuten .

Nährwert (per Portion):

- Kalorien: 120

- Protein : 4 g

- Fett: 4g

- Gesättigtes Fett: 0g

- Kohlenhydrate : 25 g

- Ballaststoffe : 4 g

- Zucker : 10g

- Natrium : 50 mg

55: Banane und Erdnuss Butter -Smoothie

Zutaten:

- 1 Banane

- 2 EL Erdnüsse Butter

- 1/2 Tasse ungesüßt Mandelmilch

- 1/4 Tasse Griechisch Joghurt (fettarm)

- 1 TL Vanilleextrakt

Anleitung :

- Zutaten in einem Mixer mischen .

- servieren .

Ernährung Wert (pro Portion):

- Kalorien : 200

- Protein : 15 g

- Fett : 16g

- Gesättigte Fettsäuren: 2 g

- Kohlenhydrate : 25 g

- Ballaststoffe : 4 g

- Zucker : 15 g

- Natrium : 100 mg

56: Preiselbeere Orange Müsli Bars

Zutaten :

- 2 Tassen gerollt Hafer

- 1 Tasse getrocknete Cranberries

- 1/2 Tasse Orangensaft

- 1/4 Tasse Honig (niedrig-glykämisch)

- 1/4 Tasse gehopst Mandeln

Anleitung :

- Heizen Sie den Ofen auf 180 °C (350 °F) vor.

- Mischen Zutaten in einer Schüssel .

- In eine Auflaufform drücken .

- Backen für 20–25 Minuten .

Nährwert (per Portion):

- Kalorien : 180

- Eiweiß: 4g

- Fett : 8g

- Gesättigtes Fett: 1g

- Kohlenhydrate : 30 g

- Ballaststoffe: 4 g

- Zucker : 15 g

- Natrium: 50 mg

57: Zitronen-Mohn- Muffins

Zutaten :

- 1 Tasse Ganzes Weizen Mehl

- 1/2 Tasse ungesüßt Apfelmus

- 1/4 Tasse Honig (niedriger glykämischer Index)

- 1/4 Tasse gehackte Walnüsse

- 1 Teelöffel Zitronenschale

- 1 Teelöffel Samen

Anweisungen:

- Vorheizen Ofen auf 190 °C (375 °F).

- Zutaten in einer Schüssel vermischen .

- Teilen hinein Muffinblech .

- Minuten backen .

Nährwert (per Portion):

- Kalorien : 180

- Eiweiß: 4g

- Fett : 8g

- Gesättigt Fett : 1g

- Kohlenhydrate: 30g

- Ballaststoffe : 4 g

- Zucker: 15g

- Natrium: 50 mg

58: Schokolade Avocadomousse

Zutaten :

- 2 Tage Avocados

- 1/4 Tasse ungesüßtes Kakaopulver

- 1/4 Tasse Honig (mit niedrigem Blutzuckerspiegel)

- 1/2 Tasse Griechischer Joghurt (fettarm)

- 1 Teelöffel Vanille Auszug

Anweisungen:

- Zutaten mischen in einem Mixer .

- Kühlen, bis es fest ist .

Ernährung Wert (pro Portion):

- Kalorien: 150

- Eiweiß: 5g

- Fett : 10g

- Gesättigtes Fett: 1g

- Kohlenhydrate: 20g

- Ballaststoffe : 10 g

- Zucker: 10g

- Natrium : 50 mg

59: Zimt Apfel Chirs

Zutaten:

- 2 Äpfel

- 1 TL Zimt

- 1/4 Teelöffel Muskatnuss

Anleitung :

- Den Ofen auf 200°F (90°C) vorheizen .

- Äpfel in dünne Scheiben schneiden.

- Mischen Zimt und Muskatnuss.

- Stunden backen .

Nährwert (per Portion):

- Kalorien : 90

- Protein : 2 g

- Fett : 0g

- Gesättigt Fett : 0g

- Kohlenhydrate : 25 g

- Ballaststoffe: 4 g

- Zucker: 15g

- Natrium : 0 mg

60: Pfirsich und Beerenparfait

Zutaten :

- 1 Tasse gemischte Beeren (Blaubeeren , Himbeeren , Brombeeren)
- 1/2 Tasse geschnittene Pfirsiche
- 1/4 Tasse griechischer Joghurt (fettarm)
- 1 Teelöffel Honig (mit niedrigem Blutzuckerspiegel)
- 1/4 Tasse gehopst Mandeln

Anleitung :

- Zutaten in eine Schüssel schichten .
- Gekühlt servieren .

Ernährung Wert (pro Portion):

- Kalorien : 150
- Protein : 10 g

- Fett : 8g

- Gesättigt Fett : 1g

- Kohlenhydrate : 25 g

- Ballaststoffe: 4 g

- Zucker: 15g

- Natrium : 50 mg

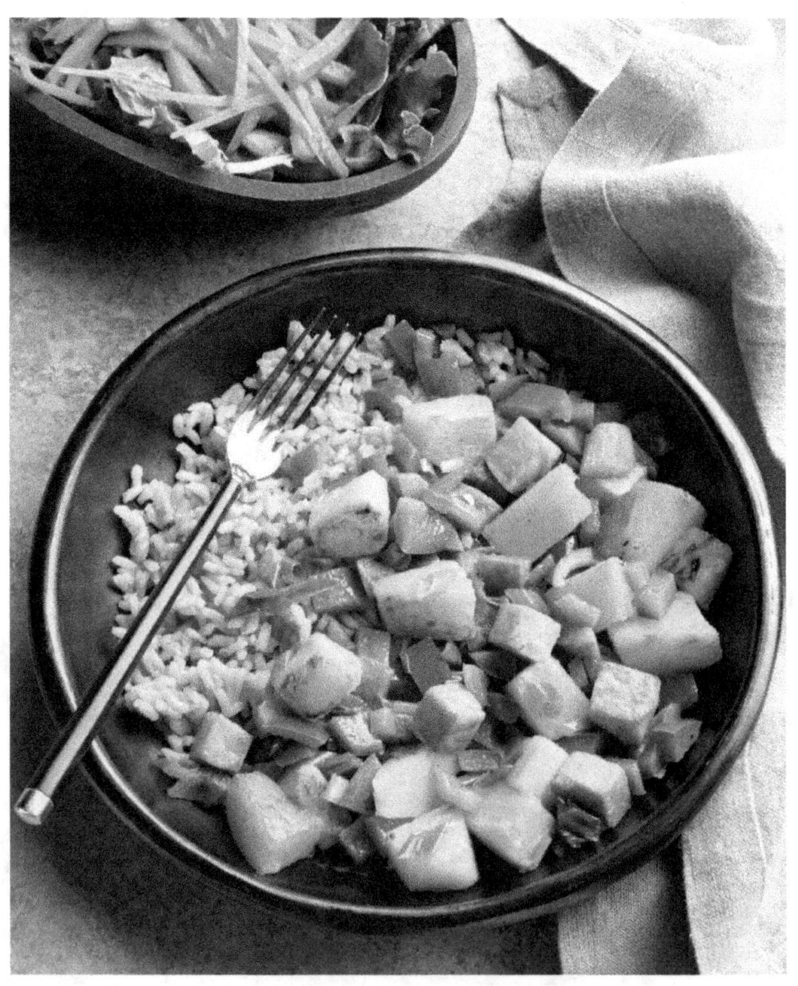

ABSCHLUSS

Als Einzelpersonen Alter über 60, Verwaltung Diabetes erfordert eine maßgeschneiderte Annäherung zu Ernährung . Eine gut geplante Diabetikerdiät kann helfen regulieren Blut Zucker Ebenen , Aufrechterhaltung insgesamt Gesundheit und reduzieren das Risiko von Komplikationen. Die Rezepte und Die in diesem umfassenden Leitfaden beschriebenen Richtlinien bieten eine Grundlage für eine fundierte Ernährungsentscheidung .

Wichtige Erkenntnisse:

1. Konzentrieren Sie sich auf das Ganze , das Unbearbeitete Lebensmittel : Betonen Sie Vollkornprodukte , magere Proteine, Gemüse, Obst und gesunde Fette.

2. Ausreichend Flüssigkeitszufuhr : Reichlich trinken von Wasser und beschränken Sie zuckerhaltige Getränke .

3. Monitor Kohlenhydrate Aufnahme : Wählen Sie komplex Kohlenhydrate und ballaststoffreich Lebensmittel .

4. Integrieren Sie Lean Protein Quellen : Einschließen mageres Fleisch , Geflügel , Fisch und pflanzlich Optionen .

5. Gesunde Fette sind Wesentlich : Nüsse , Samen , Avocados und lebendig Öl Unterstützung Herz Gesundheit .

6. Limit hinzugefügt Zucker und gesättigte Fette.

7. Konsultieren Sie einen Arzt oder registrierter Diätassistent für personalisierte Anleitung .

Vorteile eines Diabetikers Diät Nach 60:

1. Verbesserte Blutzuckerkontrolle
2. Gewichtskontrolle
3. Reduziertes Risiko von Komplikationen (Herzkrankheit, Nierenkrankheit , Sehstörungen Verluste)
4. Verbessert allgemeine Gesundheit und Wohlbefinden
5. Erhöhtes Energieniveau

Herausforderungen und Überlegungen :

1. Altersbedingte Veränderungen in Stoffwechsel und Verdauung
2. Wechselwirkungen und Nebenwirkungen von Medikamenten Auswirkungen
3. Diätetische Einschränkungen und Begrenzungen
4. Soziale und emotionale Faktoren, die die Lebensmittelauswahl beeinflussen
5. Zugang zu nahrhaften Lebensmitteln und Gesundheitsressourcen

Empfehlungen für Erfolgreiches Diabetesmanagement nach 60:

1. Regelmäßige Gesundheitschecks und Überwachung

2. Zusammenarbeiten mit einer Krankenversicherung Team zur Entwicklung eines individuellen Diätplans

3. Bleiben Sie körperlich aktiv und engagieren bei regelmäßiger Bewegung

4. Üben Sie Stressbewältigung Techniken (Meditation , Yoga)

5. Vernetzen Sie sich mit Selbsthilfegruppen und Online - Ressourcen

Ein gut behandelter Diabetiker Eine Diät nach dem 60. Lebensjahr erfordert Aufmerksamkeit für eine ausgewogene Ernährung , Portionskontrolle und bewusste Essgewohnheiten . Einbeziehung die Rezepte und Richtlinien umrissen in das Umfassender Leitfaden für Einzelpersonen mit Diabetes kann sich optimieren ihre Gesundheit, reduzieren Komplikationen und verbessern die allgemeine Qualität von Leben . Konsultieren mit einer Krankenversicherung professionell oder registriert Diätassistent um eine personalisierte Plan maßgeschneidert zu Ihr einzigartig Bedürfnisse .

Zusätzlich Ressourcen :

- Amerikanische Diabetiker Association (ADA) – (Link nicht verfügbar)

- Akademie für Ernährung und Diätetische (UND) - (Link nicht verfügbar)

- Nationales Institut für Diabetes und Verdauungs-Nierenerkrankungen (NIDDK) - (Link nicht verfügbar)

Von nehmen Kontrolle von Ihr Diät und Lebensstil, Sie können gedeihen mit Diabetes nach 60.

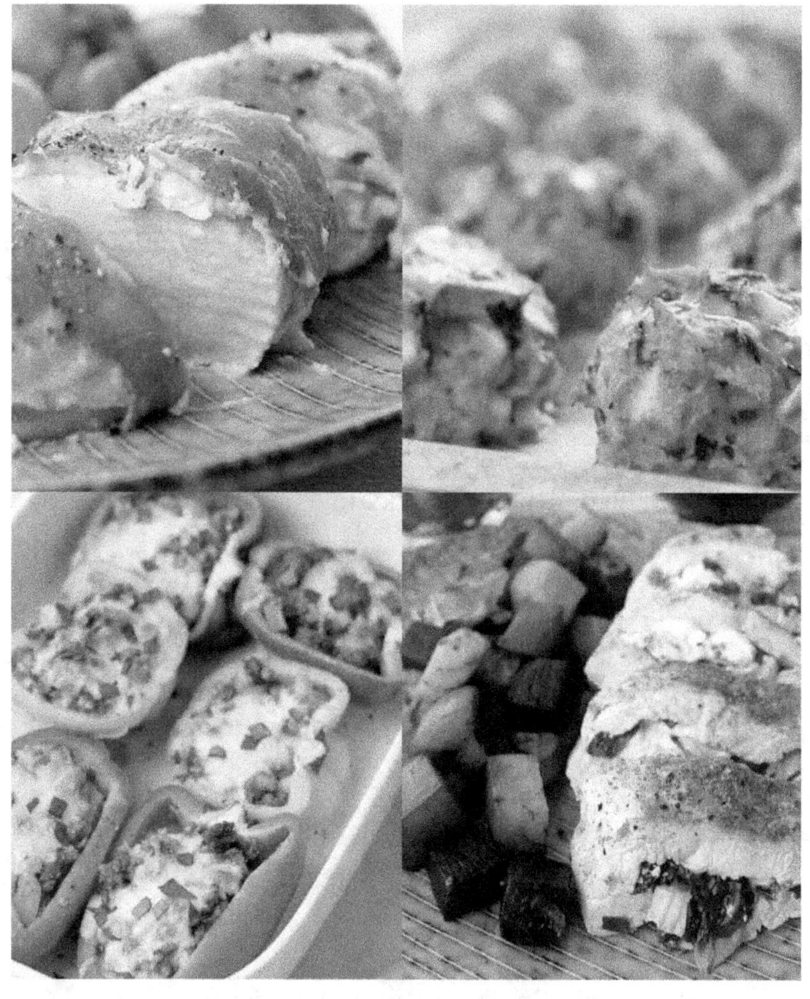